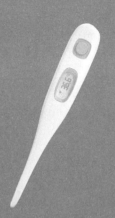

# 你的健康,
# 体温最懂

## What Body
## Temperature

### Reveals about Health

吴贵勋——著

海峡出版发行集团
THE STRAITS PUBLISHING & DISTRIBUTING GROUP

福建科学技术出版社
FUJIAN SCIENCE & TECHNOLOGY PUBLISHING HOUSE

## 图书在版编目（CIP）数据

你的健康，体温最懂 / 吴贵勋著. —福州：福建科学技术出版社，2021.12
ISBN 978-7-5335-6339-4

Ⅰ．①你… Ⅱ．①吴… Ⅲ．①体温－人体生理学Ⅳ.①R339.6

中国版本图书馆CIP数据核字（2021）第168045号

| | | |
|---|---|---|
| 书　　名 | **你的健康，体温最懂** | |
| 著　　者 | 吴贵勋 | |
| 出版发行 | 福建科学技术出版社 | |
| 社　　址 | 福州市东水路76号（邮编350001） | |
| 网　　址 | www.fjstp.com | |
| 经　　销 | 福建新华发行（集团）有限责任公司 | |
| 印　　刷 | 福州凯达印务有限公司 | |
| 开　　本 | 889毫米×1194毫米　1/32 | |
| 印　　张 | 6.5 | |
| 图　　文 | 208码 | |
| 版　　次 | 2021年12月第1版 | |
| 印　　次 | 2021年12月第1次印刷 | |
| 书　　号 | ISBN 978-7-5335-6339-4 | |
| 定　　价 | 42.00元 | |

书中如有印装质量问题，可直接向本社调换

## 吴贵勋

原中国人民解放军厦门警备区医院院长、副主任医师；"预防为主，中西医结合热养生理论"创始人；厦门大学、集美大学、厦门医学院外聘教授；厦门总工会特约健康讲师；强直性脊柱炎、椎间盘突出、脊柱侧弯、高血压、糖尿病、胃病、宫寒等疾病治疗专家，擅长通过热养生方法来调理中老年的代谢性疾病、女性常见慢性疾病和都市白领由于脊柱疾病导致的健康问题。著有《别被寒凉误一生》《幸福女人暖出来》等医学保健图书。

卷首语

体温伴生而来，随死而去，

在这个世界上，

最懂你的是你的体温，

最真实的也是你的体温，

照顾好你的体温，就照顾好了你的一生。

　　研究资料显示，2020 年度的新型冠状病毒肺炎病例中，患有基础性疾病（如心脑血管、内分泌、消化、呼吸和神经系统方面的疾病，或恶性肿瘤）的患者重症发生率和病亡率相对较高（中国政府网）。这些人在患上新型冠状病毒肺炎前，都有一个共性，即基础体温较低，绝大多数人达不到36.4℃。基础体温低说明自身免疫力较低。

　　在过去的 30 年里，我对有慢性病和患恶性肿瘤的患者进行观察发现，他们中许多人的基础体温达不到 36.4℃。此外，我还注意到平时基础体温偏低的人患糖尿病、高血压、肿瘤等慢性疾病的发病概率比基础体温较高的人高得多，往往还是各种疫情中的易感人群。

　　基础体温较高的人感染后，症状比较轻，更有可能自愈。

　　2020 年 2 月 4 日晚，武汉大学人民医院一名感染了新型冠状病毒肺炎的护士在微博上分享了她的《自愈手记》。

手记中写道她一个人在武汉居住，大年三十那天凌晨被确诊感染。过去，她就热爱运动，体温常年保持于正常范围内的较高水平。确诊后，她在家自我隔离 11 天，每天坚持规范作息、补充营养、规范消毒。到 2 月 14 日，确认病毒核酸阴性，她在家隔离后自愈了。

每一次疫情带给人类的伤害都不言而喻。没有人敢说这次的新冠肺炎就是最后一次疫情。遥看历史长河，人们遭受的比较大的疫情包括：

6 世纪，蔓延全球的重大鼠疫，持续了 50 多年，近 1 亿人死亡。

14 世纪的鼠疫被称为"黑死病"，断断续续持续了 300 年，2500 万人死亡。

18 世纪起于印度的霍乱，被称为"可以摧毁地球的最可怕的瘟疫"，曾 8 次世界性大流行。

1918 年首发于美国的流感不到一年席卷全球，全世界患病人数在 5 亿人以上，死亡 4000 多万人。

2003 年发生的重症急性呼吸综合征（SARS）又称非典肺炎，全球累计 8422 例，涉及 32 个国家，死亡 919 人。

以及 2020 年的新型冠状病毒肺炎……

席卷全球的新型冠状病毒肺炎终究会过去，但我希望疫情结束后，社会各部门对出入人员的体温监测不要停下来。也希望更多人重视自己的基础体温。不仅要排查体温高的人，还要提醒基础体温低的人。这将帮助更多人少生病、晚生病，有利于向全民健康迈进！

# 目　录

CONTENTS

第一章

/

# 你对体温懂多少

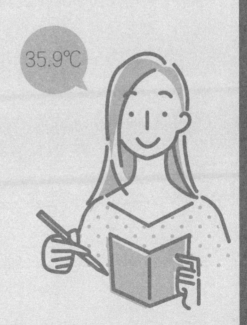

35.9℃

新型冠状病毒疫情期间，每当我进出小区大门的时候，负责测体温的保安大叔都提醒我要小心，说我体温偏高，因为我的体温都在36.8℃左右。虽然保安是关心我，但也说明他对体温及体温的意义并不太了解。

**正常的体温应该是多少呢**

正常的体温应该是37℃。受各种因素的影响，现在绝大多数人的体温都很难达到这个标准。2020年1月，斯坦福大学医学院教授朱莉帕森内特发表的文章称她和她团队的研究证明，19世纪以来，成年人的平均体温在持续下降，从37℃降到36.6℃，不到200年间下降了0.4℃。

我在题为《蝙蝠为什么不得肺炎？人类该怎样向它们学习？》一文里详细阐述了蝙蝠不得肺炎的原因。

据研究可知，蝙蝠身上携带4100多种病毒，仅仅冠状病毒就有500多种，可以说蝙蝠是一个不折不扣的移动"病毒库"。

蝙蝠之所以能够免疫这么多的病毒，与它独特的能力有很大的关系。蝙蝠在飞行过程中会产生大量的热量，身体的温度也会随之升高。 蝙蝠的体温可以长时间保持在

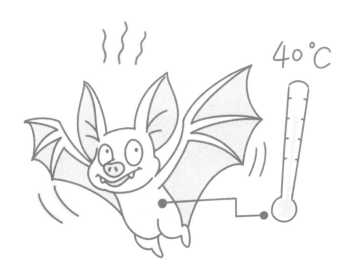

40℃左右（有研究指出有些蝙蝠的正常体温甚至可以高达48℃），而其他哺乳动物的体温较低，一般在25℃~37℃。持续高温使蝙蝠免疫系统对病毒保持很高的应对能力。它们的身体时刻准备着御敌，白细胞和T细胞随时都是一级战备状态。

于是，它们的免疫系统和病毒保持着平衡，免疫系统杀不死病毒，病毒也破坏不了它们的免疫系统。因此，蝙蝠身上虽然有许多病毒，但依旧活得好好的。

蝙蝠的飞行特性给予它们超高的新陈代谢率，而这种代谢率意味着蝙蝠在进行着普通哺乳动物难以想象的细胞快速更新，它们奇迹般地拥有了DNA损伤修复超能力，并且几乎不会出错。因此，蝙蝠们有超常的寿命（蝙蝠平均寿命在30年以上），还很少得癌，更没有"高血压""糖尿病"！这一切都归功于它们的运动！归功于它们更高体温的身体！它们是真正的预防为主的热养生专家！

# 第一节
# 人是恒温动物

人在长期进化过程中获得较高级的体温调节功能，能在不同温度的环境中保持体温的相对恒定，也就是说人是恒温动物或温血动物。

体温调节是指温度感受器接受身体内外环境温度的刺激，通过体温调节中枢，相应地引起内分泌腺、骨骼肌、皮肤血管和汗腺等组织器官活动的改变，从而调整机体的产热和散热过程。体温调节功能使体温保持在相对恒定的水平。

体温调节的方式有两种：第一个是行为性体温调节，

比如说人能根据环境温度不同而增减衣服，在寒冷的时候踏步、跑动以取暖等都属于行为性体温调节。第二个是自主性体温调节，是通过调节产热和散热的生理活动，如打寒颤、发汗等生理现象，保持体温相对恒定的调节过程。

当环境温度低于某个恒定的体温调节点的时候，人体通过感受器官把这个信息传给体温调节中枢，体温调节中枢下达指令给内分泌腺、骨骼肌、皮肤血管和汗腺等组织器官，让它们升温。具体就是通过调节激素的分泌，增加运动使身体颤抖，增大血流速度，关闭汗腺等，达到升温的目的。当环境温度高于某个恒定的体温调节点的时候，人体通过感受器官把这个信息传给体温调节中枢，体温调节中枢下达指令给内分泌腺、骨骼肌、皮肤血管和汗腺等组织器官，让它们降温。具体就是通过减少激素的分泌，减少运动，降低血流速度，打开汗腺等，达到降温的目的。这样，人体的温度就能保持在一个相对恒定的数字。

正常情况下，体温会随昼夜、年龄、性别、活动情况不同而有一定的波动。一天中，凌晨2~4时体温最低，午后4~6时最高，变动幅度不超过1℃。女性在月经来潮时体温会上升0.2℃左右，到排卵日（经后第14天左右）又会再上

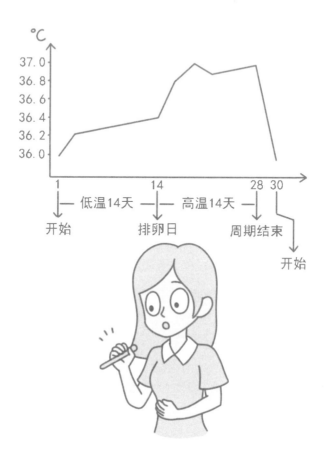

升0.2℃左右。另外，剧烈运动、精神紧张或情绪刺激也会使体温升高1~2℃。

　　体温会受到环境温度、活动情况或疾病的影响而产生波动，也会根据生活习惯的改变而改变。我每天都会测量基础体温，并且用小程序记录下来，这样就能直观地看到自己体温变化。我发现每次体温略降低的时候，要么是我的生活习惯改变了，要么是偷懒没有运动，要么是工作熬夜没有休息好。

通过20多年临床实践，我得到一条宝贵的经验：热养生可以刺激体温调节中枢，提高体温的调节点，让人长期保持血管略扩张的状态，这样就能加快血液循环，使人体的各项功能有所提升，并且能够提高机体免疫力。简而言之，热养生能让人随时处于"一级战备状态"，抵御各种细菌和病毒入侵，更好地预防疾病发生。

## 第二节
## 你会正确测量体温吗

疫情期间大家进出小区、公司上下班的时候，执勤人员都会拿一把"枪"瞄准你的额头或手腕，"嘀"完一声后，执勤人员将会根据上面的数字决定你要去的地方。正常人的体温不是一个具体的温度点，而是一个温度范围。身体内部的体温较为恒定和均匀，称深部体温；而体表的温度受多种因素影响，变化差异较大，称体表温度。临床上所指的体温是指平均深部温度。一般以口腔、直肠和腋窝的体温为代表，其中直肠体温最接近深部体温。

成年人体温的正常值为：口腔舌下温度36.3~37.2℃，平均约为36.8℃；直肠温度36.5~37.7℃，平均约为37.3℃；腋下温度36.0℃~37.0℃，平均约为36.6℃。

**体温计是人体健康最好的检测器，体温计有哪些种类呢**

玻璃体温计：玻璃体温计是最常见的体温计，具有示值准确、稳定性高、价格低廉、不用外接电源等优点，深受人们信赖。但不足也明显，如易碎，存在水银污染的可能，测量时间较长，急重病患者、老人、婴幼儿等使用不方便，读值比较费事等。

红外体温计：红外体温计方便、简单、快捷，一般几秒的测量时间就足够了，而且相当准确。疫情期间，机场、火车站为了更快、更有效地测量体温，还采用了更加先进的5G红外热成像测温仪。

电子式体温计：电子式体温计利用某些物质的物理参

数（如电阻、电压、电流等）与环境温度之间存在的确定关系，将体温以数字的形式显示出来，具有读数值方便，测量时间短，测量精度高，能记忆并有蜂鸣提示的优点，特别适合于家庭、医院等场合使用。

以上三种体温计是目前最为常见的体温计，红外体温计和电子体温计的使用方法不必多说，水银体温计的正确测量方法值得好好学习。

口腔温度的测量

就是将体温计放置到舌下含5分钟，但是咳嗽或是会呕吐的人不适合用此方法。特别要注意的是测量前避免饮用热饮或是冰饮。

直肠温度的测量

应由另一人来协助测量，并使用润滑剂。虽然直肠温度最为准确，但如果置入体温计的方式不正确则会让人感到不舒服甚至疼痛。婴儿通常是测量直肠温度，最好由护士来操作比较妥当。

腋下温度的测量

先将体温计的水银汞柱甩到35℃以下。先用干净的纸巾擦干腋下汗液后，将体温计水银端放在腋下最顶端（即腋窝深处），再用上臂将体温计夹紧，以免脱位或掉落。测量5~10分钟，取出体温计，读取温度数据后，用卫生纸擦拭体温计，以便下次使用。

读数方法：一手拿住体温计尾部，即远离水银柱的一端，让眼睛与体温计保持同一水平，然后慢慢地转动体温计，从正面看到很粗的水银柱时即可读出相应的温度值。

**注意事项**

① 大多数人平时腋下都会有汗液，必须擦干后再测量。

② 若测量时间未到，就松开胳膊，则需重新测量，时间应重新计算。

③ 在测量体温前如有喝热饮、冰饮、剧烈运动、情绪激动及洗热水澡等，则需过30分钟后再测量。

④ 读数时注意千万不要用手碰体温计的水银端，以免影响水银柱而造成测量误差。

# 第三节
# 体温是人体健康程度最易察觉的指标

　　体温反映着体内物质代谢过程中所释放出来的能量水平。体温调节是指温度感受器受到环境温度的刺激，相应地引起内分泌腺、骨骼肌、皮肤血管和汗腺等组织器官活动的改变，从而调整机体产热和散热的过程。体温调节使体温保持在相对恒定的水平。

## 一 人体调节体温的过程

　　人体下丘脑前部视前区的温敏神经元与冷敏神经元起着调定点的作用。这两类神经元活动的强度依下丘脑感受温度高低而改变。当下丘脑体温调节中枢将体温的调定点确定后，它就发出信号，使产热和散热过程在此温度上达到平衡。如果流经此处的血液温度过高时，超过了调定点，温敏神经元放电频率增加，使骨骼肌的紧张度下降，甲状腺和肾上腺的分泌减少，血管扩张，皮肤血流量增加，汗腺分泌，让散热过程加强，同时让产热过程减弱，使体温回降到正常调定点水平。如果流经此处的血液温度低于调定点时，则血管收缩，皮肤血流量减少，汗腺停止分泌，骨骼肌紧张度增加，出现发抖、寒战等反应，甲状腺素的分泌也增加，代谢水平提高，产热增加，使体温回到正常调定点水平。

 ## 女性生理过程中体温会如何变化

正常女性的基础体温会随着月经生理周期的变化而变化。体温监测只要准确，就是判断排卵及了解月经周期最简便的方法。

一般来说，正常女性的基础体温会发生这样的变化：月经期和月经后一段时间里，身体会维持一个低温水平，在36.2℃与36.5℃之间。排卵的前一天体温是最低的，而排卵后，体温会升高至36.7℃与37.0℃之间，并维持到月经来潮的时候。但实际上也不是一排卵体温就升高，排卵后3天内升高都属于正常范围。经期体温是典型的双向体温，但不同的人会表现出一些差异。

体温升高，是由黄体分泌孕激素引起的。女性月经周期从月经见红第一天为开始，平均约为28天，其中以排卵日为间隔，分为排卵前的卵泡期和排卵后的黄体期。卵泡期长短不一，但黄体期一般都固定在14天左右。排卵后，卵巢形成黄体，开始分泌孕激素，会使得体温上升0.3~0.6℃。

**知识分享**

## 体温与女性生理周期

当成年女性的体温变化出现异常时，可以对生殖系统功能和状态有一个大致的判断。

如果在 24 小时之内，体温增高了 0.3~0.6℃，甚至更高，说明卵巢处于排卵状态。

如果体温没有出现变化，持续低温，可能提示着卵巢功能不良，既没有排卵也没有黄体形成。

如果高温期短（少于 12 天），则可能是因为排卵后黄体功能不好。

如果月经后体温不是很快下降而是慢慢下降，属于黄体萎缩不全，常表现为经期延长。

已婚或有性伴侣的女性，如果高温期超过 15 天，则应该去医院确定一下自己是否怀孕了。不过有个别人高温期超过 17 天后才来月经，但多数人都在

12~15 天内。

一般基础体温高温期较长，可以持续 13~14 天，就表示卵子质量不错。

 ## 三　为什么感冒会发热

从现代医学的定义来说，感冒大都是由病毒引起的。细菌、病毒等可以刺激机体的内生致热源细胞产生和释放内生致热源（EP），EP进入大脑的体温调节中枢引起发热中枢介质的释放，然后"体温调定点"升高，人体就会产生一系列变化，使产热增高，散热降低，这样体温就会升高，表现为发热的症状。

打个比方，如果把感冒病毒想象成一个入侵者，人体免疫系统就是捍卫我们身体健康的"战士"。从感冒病毒入侵人体那一刻，战争就开始了！

感冒初期，我们会流鼻涕和打喷嚏，这都是为了把感冒病毒赶出体外。接下来，白血球开始和病毒战斗，并且吃掉它们。如果战况过于激烈，"细胞介素"和"中介蛋白"这两种物质，就像信号兵一样，会把战况传递给大脑

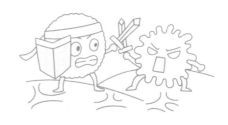

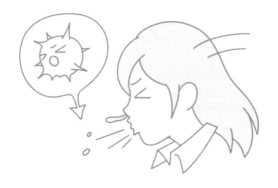

的中枢系统。中枢系统一看情况不妙，就会宣布升高体温，以便破坏病毒的生长环境，阻止病原体生长。当我们的体温提高之后，感冒病毒会变弱。而人体的免疫功能会增强，白细胞会变得更有精神，经过一番奋力拼杀，就能更快把病毒赶出体外啦！

那么，为什么有时候感冒不会发热呢

答案也很简单。这是因为入侵的病毒比较少，或者"战斗力"不够强。只有感冒病毒大举进攻，并且"活力强劲"的情况下才会发热。所以，发热并不是洪水猛兽，客观来说甚至是对人体有利的。总结来说，感冒会不会发热，取决于感冒病毒的数量和毒性强弱。即使发热了，也没必要太过担心，因为发热是为了帮助身体赶走感冒病毒。但如果发热体温偏高或持续时间太长，也会对身体造成危害，这时就需要采取降温措施了。

# 第二章

# 在不断下降的体温

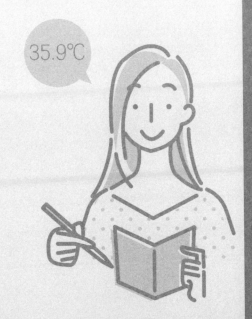

35.9℃

一个多世纪以来，37℃（98.6华氏度）一直被用作人体健康的体温标准，但是，现在这个数值已经发生了变化。由于环境、工作、生活习惯的改变，现代人的体温已经比200年前有所下降，大多数人的体温已经达不到37℃了。

# 第一节
## 人体的温度发生了怎样的变化

现在我们使用的体温计在37℃处都有一个明显的标记（通常是红色），意在提醒用户，超过37℃意味着你的身体出现了某些问题。在一般人的知识中，37℃是"正常"的体温，那37℃是怎么来的？

这个37℃"标准体温"源自1851年德国内科医生卡尔·翁德里希的研究成果。1851年，卡尔·翁德里希医生从莱比锡市的25000名患者身上采集了数百万的温度数据，得出了37℃这个平均值。卡尔·翁德里希医生基于这些数据撰写了一篇影响深远的文章，设定了一个被奉行了100多年的体温标准，即37℃是正常体温的"生理点"。当时用来测量体温的设备，已被收藏在美国费城穆特博物馆，是一种内装水银的玻璃仪器，大约23厘米长。测量体温时，将该仪器放在测试对象的腋下，这样获得的读数比口含温度计略低，准确性略差。

近5年来，我在平时看诊、上课时，都要求患者、听众先测量体温，我还要求跟我学健康养生知识的人长年都要测量基础体温。根据算出的年平均基础体温，我发现绝大数人的年平均基础体温都到不了36.6℃，大多数人都在36.3℃与36.5℃之间。很多人甚至达不到36.0℃。

斯坦福大学医学研究员朱莉·帕森内特教授通过研究也表示："我们的体温并不是人们想象的那样。虽然每个人都知道，人体正常体温是37℃，但这并不是正确的。"

朱莉·帕森内特教授和她的团队研究分析了以下三个不同历史时期的人体温度数据集。

① 美国南北战争退伍军人的医疗记录（1862~1930年），包括退伍军人的医疗记录、军事记录和养老金记录汇编。

② 美国国家健康与营养检查调查的测量数据

（1971~1975年）。

③斯坦福大学转化研究综合数据库的测量数据，包括2007年至2017年访问斯坦福医疗保健中心的成年患者的数据（2007~2017年）。

研究人员总共研究了677423个温度测量值，收集了跨度157年的数据，覆盖了一百多个出生年份。对比结果显示，女性的正常体温比过去100多年前下降了0.32℃，男性的正常体温比过去100多年平均下降了0.6℃，总平均值从19世纪初的37.16℃下降到了36.6℃。

研究人员推测，体温降低的潜在原因是我们环境变化，而环境变化又推动了生理变化，让我们的新陈代谢速度比以前有所下降。

人体温度在不断下降是不争的事实。

# 第二节
## 体温下降不是好事

事实上，人体免疫功能的状态就是通过体温直接表现出来的，所以体温是"免疫之镜"，体温的微小波动都能关乎人的健康。36.5℃是人体体温的一个分水岭，如果长年都低于这个温度，身体不适将会伴随你一生。

## 体温低会对人体有什么影响呢

①容易疲劳。

人体内存在大量的酶，到目前为止，已经发现的有2000种以上。酶是人体新陈代谢的催化剂，只有酶存在，人体才能进行新陈代谢、营养和能量转换等生理过程。如米饭在口腔内咀嚼时，咀嚼时间越长，甜味越明显，是由于米饭中的淀粉在口腔分泌出的唾液淀粉酶的作用下，水解成麦芽糖的缘故。此外，人体内还有胃蛋白酶、胰蛋白酶等多种水解酶。人体从食物中摄取的蛋白质，必须在胃蛋白酶等作用下，水解成氨基酸，然后再在其他酶的作用下，按照一定的顺序重新结合催化成人体所需的各种蛋白质。这其中发生了许多复杂的化学反应，但是这些化学反应都是基于酶产生的。

如果人的体温降低，会使分子运动减弱，反应速率降低，表现出来的就是酶活性降低。体温每下降1℃，酶的活力便会降低50%，酶的活力降低导致人体新陈代谢、营养和能量转换降低，跟不上人体消耗速度，因此人会容易疲倦。

**②** 基础代谢率（BMR）下降。

基本的生理活动（即血液循环、呼吸及恒定的体温）时，每小时单位表面积最低耗热量减去标准耗热量，其差值与标准耗热量之百分比，称为基础代谢率。基础代谢率反映了人体在清醒而且安静的状态下，不受肌肉活动、环境温度、食物及精神紧张等影响时的能量代谢率。

如果人的基础体温低，则身体不易消耗热量，会让细胞的新陈代谢衰退、肌肤变差。体温每下降1℃，基础代谢量会减少13%，消耗热量的能力就会变弱，所以就算吃相同的食物，低体温的人也容易发胖。

**③** 血液循环变差。

低体温的人，手脚等末梢血管会更紧缩，这就和热胀冷缩的道理一样，体温一旦降低，末梢血管紧缩，血液自然流通不畅。举个例子，夏天的河水流动速度很快，流动的力量很强，一下就能流到很远的地方去。但是一旦天气冷了，被冰封的河水流动速度缓慢，没有动力往前流动。

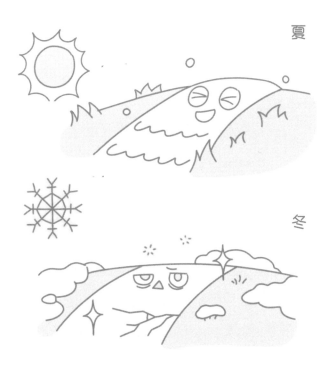

夏

冬

　　就像人体内血管，体温高的血液流动速度快，体温低的因为心脏输送血液的力量减弱，使得全身的血液循环变差。

　　很多人不把体温低当回事，甚至觉得"体温时高时低，只要不发热，就算正常"。殊不知，体温与人体健康息息相关。有些人有时会身体乏力、偏头痛等，明明没有生病却总是感觉身体不舒服，这通常是由体温过低引起的。实际上低体温是身体在发出危险警告的信号，意味着你距离生病只有一步之遥了。

## 体温低对人体的具体危害

**①** 对心脏的危害。

我们的身体具有自律调节作用。心脏是动力泵，当我们体温比正常体温低0.5℃的时候，为了保证身体各脏腑供血量，心脏就要加快泵的速度，比体温正常的人的心脏至少每分钟多跳10次，1小时多跳600次，24小时多跳1.44万次，一年约525.6万次，10年就比体温正常的人多跳了5256万次。也就是说，体温低0.5℃的人十年时间要比温度高0.5℃的人多跳456天。

**②** 对大脑的危害。

人的头部占人体重量的5%，可是它要用到人体25%的血液量（脑细胞是靠气和血来滋养的）。人体中脑细胞不能再生，所以比钻石还要宝贵。体温低，血液运行速度变慢，给脑部供血供氧就不足，脑细胞就开始逐渐的衰老。轻者头晕、记忆力下降、睡眠不好，重者会出现脑缺血、脑血管梗死。如果长时间没有充足的血液滋养，就有可能引发脑萎缩、老年痴呆症等。

③对肝脏的危害。

血液循环慢导致营养吸收的速度慢，肝脏吃不饱，这个人体"化工厂"的工作就打折扣了。代谢不掉的物质就会堆积在肝脏里，脂肪堆积在肝脏就会形成脂肪肝，堆积在血管里，就形成高血脂。胆固醇堆积在肝脏中就会引发胆固醇结石。另外，胆汁也是肝脏分泌的，肝脏功能减弱了，胆汁分泌紊乱，进而影响消化。

**肝脏功能减弱还会导致以下问题**

①乳腺、妇科问题及内分泌失调。

雌激素的主要成分是雌二醇，雌二醇完成任务后，要回肝脏及时代谢出去。如果肝脏功能差，不能及时把雌二醇代谢出去，就会把它转变成雌三醇。雌三醇再回流到身体里，就会引起乳腺、妇科疾病及内分泌失调。

②结石。

结石并不是真正的"石头"，人体长结石根源就是血液太"脏"了，肝脏没能把血液里的"毒素"代谢掉，排不出去就淤积在体内，久而久之附着在脏器内的空腔上，长成了结石。

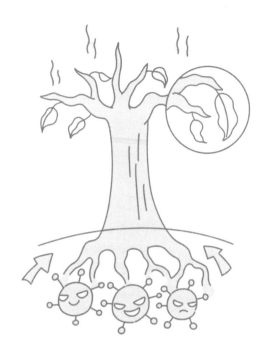

**③** 长斑或长痘。

你的血有多干净，你的脸就有多干净。血里90%是水，70%的成分是经肠道吸收的，肝是解血毒的，脸上长斑或痘，说明这两个器官都"薄弱"了。有人可能会说要想不长斑或不长痘可以去做美容呀，其实这样想是不对的。就像一颗树，你把树叶擦得很干净，但放任树根在吸收毒素，叶子还是会黄、会掉。同理，斑或痘还会再长出来的。要想解决根本问题，就一定要从树根入手。

④对肾脏的危害。

肾脏是人体的重要器官，它的基本功能是生成尿液，清除体内代谢产物及对人体无用的废物、毒物，同时它具有重吸收功能，能保留水分及其他有用物质，以调节水、电解质平衡及维护酸碱平衡，此外，它还有内分泌功能。肾脏的这些功能，保证了机体内环境的稳定，使新陈代谢正常进行。

如果长期低体温，肾脏将无法很好地工作，久而久之会严重影响肾脏的正常生理功能。尤其会减慢机体代谢产物的排出，造成尿素氮、肌酐、尿酸等100余种代谢废物和毒性物质的沉积，这些有害成分留在体内又进一步加重肾脏负担，从而造成各种肾脏疾病，常见的如肾病综合征、慢性肾衰竭、肾结石等，更严重可能导致尿毒症。

⑤对胰脏的危害。

胰脏是人体内唯一的一个既是外分泌腺又是内分泌腺的腺体，是一个特殊的脏器，其分泌多种消化酶。胰岛分泌的胰岛素，起降低血糖，促进肝糖原的合成等作用。

长期处于低体温状态下的人容易得糖尿病。因为营养供给充足的状态下，胰腺就能分泌充足的胰岛素，而没吃饱时，胰岛素的分泌就不足，进而糖代谢的功能下降，多余的糖就存留在血管里，血糖就增高了。我在临床中发现，绝大多数高血压、糖尿病患者在发病前2年体温都偏低，多数在35.5℃左右。

⑥危害免疫系统。

免疫细胞只有在体温处于36.8℃左右时才会勤奋工作，否则它会对侵犯人体的病毒和细菌"视而不见"，任其长驱直入攻击人体健康。据科学统计，体温每下降0.5℃，免疫功能就下降30%到40%。所以，当体温过低时，人体对外界的抵抗力是非常脆弱的。

⑦易过敏。

过敏原如花粉、灰尘、真菌、牛奶和蛋清等进入人体后，血液中的B淋巴细胞就会制造出抗体来抗击过敏原。但是当体温偏低时，淋巴细胞力量变弱，无法制造出足够抵御抗原的抗体。相反，平时体温较高的人淋巴细胞的力量也会增强，会产生更多的抗体，抵御过敏原。

⑧血液生成减少。

食物是造血的原料，饮食的营养物质经过脏腑的作用转化为血，肾藏精，精生髓，髓化血，血之源头在于肾。只有消化、吸收的功能好，造血的原料才能被充分利用，骨髓才能充盈，造血的功能才旺盛，这就是"脾胃为后天之本"的重要性。

如果我们贪凉或吃过多的寒凉性质食物，体温下降不仅会引起胃肠的不适，还会使胃肠的血管遇冷收缩，影响食物的吸收。胃肠道血管收缩，又减少胃肠的血液供应，减弱胃肠的消化蠕动力量及消化液的分泌，降低了分解食物的能力，延长了处理食物的时间。相反，高温有利于胃肠分解食物。很多人吃了寒凉的食物会拉肚子，就是因为这些不消化的食物无法透过消化道黏膜进入血管。此外像水分这些很容易进入血液的物质也因为胃肠道血管的收缩而不能进入血管被吸收，只能排出体外。时间一长，就会造成造血原料的不足，使血液生成减少。

9 影响下一代的生长发育。

胎儿生长、发育完全依赖母体的营养供应，孕妇的营养和身体状况直接影响胎儿的生长发育。就像一粒种子，种在肥沃的土壤里，自然长出健壮的小苗，种在贫瘠的土

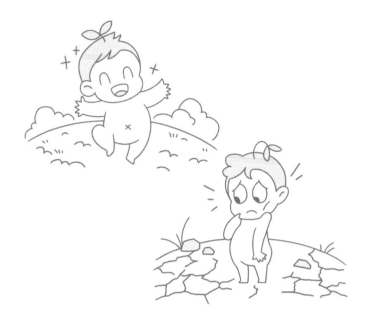

壤里，长出的苗则又细又弱。怀孕时母亲的子宫就是孩子生长的土壤，母亲身体素质的好坏直接影响孩子的健康。

身体内寒气较重的母亲，通常在怀孕前就常有痛经、腰酸、背痛、腿痛、颈肩酸痛等不适。在怀孕期间嗜好寒凉食物的女士，孩子生下来自然就寒气重，容易出现黄疸重、湿疹、吐奶、腹泻、感冒、咳嗽、哮喘、过敏等症状；母亲气血虚弱，在怀孕前就有贫血、头晕、睡眠不好、便秘、腹泻的，或有节食减肥经历的女士，或在怀孕期间反应重、胃口不好、挑食的，孩子生下来自然也就气血不足，容易睡眠不好、夜惊、胆小、爱哭闹、自控能力差，容易腹痛、腹泻、便秘、湿疹、感冒、咳嗽等。

寒湿重会造成血生成减少。血少、血虚的人体内的热量少，抵御寒湿的能力差。在婴幼儿时期就会更容易生病。随着年龄的增长，逐渐会影响到孩子终生的健康。

⑩易导致肥胖。

基础体温低不仅仅是疾病的根源，也是保持健康体形的大敌。低体温会导致基础代谢下降，人体时刻都在不断新陈代谢，排出旧细胞，制造新细胞，合适的体温除维持身体健康外，还有助于保持健康的体态。低体温的人，血液循环相对较缓慢，末梢血供不充分，因而影响新陈代谢的顺利进行，由于体内废物无法顺利排出，脂肪也不易转换能量，而是逐渐积蓄于体内，逐渐就成为易胖体质。基础代谢下降，身体消耗的热量减少，即使吃相同的食物，低体温的人比高体温的人更容易发胖。打个比方，体温高的人消耗1碗饭的热量需要半天，而体温低的人则需要一天。日积月累，身体里的热量来不及消耗，堆积在身体内，脂肪当然会增加，人也容易肥胖。

⑪易形成动脉硬化。

中国居民冠心病死亡率不断在增长，其中多次由血液中的低密度脂蛋白胆固醇（俗称"坏胆固醇"）增高所引起。人体一旦遇上体温下降，受了凉或者寒凉的东西吃多了，血液运行不畅，血管内"垃圾"就容易堆积，"坏胆固醇"水平升高，会损伤血管，使血管壁上形成脂质斑块（即动脉粥样硬化）。斑块逐渐增大，导致血管狭窄，进而引发冠心病和脑卒中等心脑血管疾病。更危险的是，有些斑块就像"不定时炸弹"，一旦破裂，脱落的斑块沿大血管流入较小的血管，从而引起血栓栓塞，堵塞血管，导致急性心肌梗死或脑梗死，短时间内就可夺人性命。

⑫导致体内有害物质的堆积。

如果人体体温过低，就不能及时排出代谢产物。体内的代谢产物像是冬天下的雪，只要环境温度够，再大的雪也能融化，融化后的水可以反过来重新被利用。代谢产物在人体内的循环也是一样。没用的杂质则通过汗液、大小便及时排出体外，有用的物质还能重新营养我们的身体。但当我们身体的温度低时，"雪"无法融化，代谢产物会在身体内瘀堵，形成肿块。

# 第三节
## 人为什么变成"冷血动物"了

　　为什么人的体温会逐渐下降呢？科学家与医学家们有许多假设。据笔者多年的临床经验，人的体温下降不仅是跟居住环境有关，还跟我们生活习惯的改变有关。人类在这个世界上已经存在了约25万年。在此期间，人类不停地和恶劣的环境进行斗争，人类很聪明，最终适应了地球环境，与自然达到了一种平衡状态。比如说在夏天天气炎热的时候，人们会食用一些冬瓜、苦瓜、丝瓜、空心菜这些寒凉、解暑的食物，用来防暑。然而，随着科技的进步发展，这样的动态平衡逐渐被打破。近百年来，人类发明了空调、冰箱，发明了大棚蔬菜，在任何一个季节都能买到四季的蔬果，这些"反季节"的食物模糊了大自然四季的界限。不仅是食物，人类生存的环境也发生着变化，例如，人们本该在夏季把整个冬季积累下来的一些湿气排出去，可是长期地使用空调、冰箱，体内湿气无法排出，再加上没有改变饮食习惯，吃了许多寒凉食物，导致身体寒上加寒，人们的体质自然而然就发生了变化，身体也越来越"冷"了。

 **无处不在的空调让体温调节中枢不再敏感**

空调导致的少出汗是现代人体温下降的一大原因。随着科技的进步和生活条件的改善，空调、冰箱走入了千家万户。一到夏天，许多人家里空调从早到晚没停过。夏天本是出汗排毒升发的季节，要升发的阳气却被空调的冷气封住。许多人在空调房里喝冷饮，吃冰激凌、冰水果，从内到外被寒凉包围。长期在空调环境下工作和生活，大脑下丘脑的体温调节中枢失去了接受刺激的机会，久而久之，体温调节中枢对外界温度不再敏感，从而导致体温降低。

 **生活方式的改变**

过去我们总是自己做饭，现在的人下班了却选择外卖；过去要自己扫地，如今扫地机器人解决一切；过去要自己去河边洗衣，现在洗衣机包揽问题；过去无论是上学还是去上班，都选择用"11路公交"，现在出门不打个车好像就不会走了。发达的科技带来的不单是生活的便利，也让人体功能退化了很多，人体比过去更"静"了，人们也越来越"懒"了，体温怎么会不低？

## 三 生活和工作的双重压力

此外，体温降低和越来越复杂的人际关系、财务问题和家庭问题等生活压力有关。当精神压力大时，人体处于应激状态，身体会分泌一种叫"皮质醇"的激素来维持正常的生理功能。皮质醇是由肾上腺分泌的一种压力激素，是人类在自然界繁衍过程中进化出的一种应对危机的激素。简单地说它能调节人体内大量能量以应对突然出现的危机。它不仅会分解肌肉脂肪，还会促进脂肪储存，优先把脂肪存储于内脏。生活工作压力导致皮质醇长期过量分泌，进而诱导摄入过多高糖高脂的食物，皮质醇一边会加速分解蛋白质，使身体肌肉比例降低，另一边，会使过多摄入的热量转化为脂肪，储存于腹部、臀部、颈背部，形成向心肥胖，更少的肌肉更多的脂肪就会使基础代谢率一降再降，体温也就随之降低。

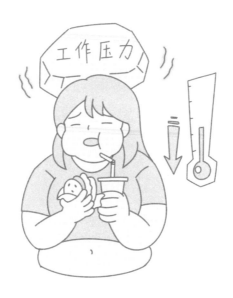

## 四　严重缺乏运动

缺乏运动是影响现代人健康的主要原因，世界卫生组织一项研究估计，全球约有14亿的成年人身体因为活动不足而面临疾病风险。如今，缺乏运动已经被世卫组织列为高血压、吸烟、高血糖之后第四大死因。

运动可以增强自己的抵抗力，还能改善气血循环。通常来说，缺乏运动的人懒言气短，安于平稳，稍微走动就容易疲劳。不运动，气血运行不起来，体温怎么会不低？

# 第三章

# 先让基础体温升高半度

35.9℃

基础体温升高的时候，内脏功能变得活跃。由于机体体温较高，体内消化酶以及对内脏有益的其他酶也更加活跃，从而可以预防一系列因基础体温过低引起的疾病。这里的基础体温升高，指的是体温在正常的范围内保持一个较高的水平。基本上可以理解为在正常体温的许可范围内，每升高1℃，新陈代谢速率提升约13%。

# 第一节
## 什么是基础体温

我们先来了解什么是基础状态。它是指人在清晨清醒的情况下静卧在床上时，并且要禁食12小时以上，室温保持在18~25℃，人此时的精神状态是安宁、平静的。在这个状态下，机体只维持最基础的血液循环、呼吸等代谢状态，这就是基础状态。

### 什么是基础体温

人处于清醒安静的状态，不受肌肉活动、精神紧张、食物及环境温度等因素影响时测量出的体温，就叫做基础体温，也叫静息体温，通常在早晨起床前测定。女性的基础体温随月经周期而变动，在卵泡期内体温较低，排卵日最低，排卵后升高0.3~0.6℃。基础体温的变化规律一般体现在小数点后一位的体温值上，所以要选用精度至少为±0.1℃的体温计来测量，用水银体温计最准确。

正常的基础体温（口温）是36.3~37.2℃。基础体温在36.5℃以上的人群身体比较健康。

### 如何测基础体温

第一，在晚上睡觉前准备好一支水银温度计，把水银温度计甩到35℃以下，用消毒棉球清污。然后放到床头随手可拿的地方。第二，在第二天早上醒过来以后，拿体温计含在舌下5分钟，尽量固定在清晨5到7点时测，并且要保证前一天晚上的睡眠在6小时以上，测体温的时间一般前后相差不超过半小时为宜。在测基础体温前，不要翻身起床大小便，或吸烟进食谈话等。测量以后将基础体温记录在表格或者使用体温记录的小程序记录下来。

# 第二节
# 如何提高基础体温

要让自己的基础体温升高，首先就要养护好自己的气血。因此第一是戒除寒凉食物，经常饮用姜糖。生姜行气，能促进身体里气血中气的运行，它的作用是推动身体里面的血；红糖就作用于气血中的血，它的作用是承载气的运行。姜糖经过熬制以后，构成了气血阴阳的平衡，是益气补血的良品。因此多喝熬制的老姜红糖对身体颇有助益。

第二是加强运动，通过运动加快气血运行。都市里大多数人因为工作性质而导致运动不够，再加上久坐于开空调的办公室，长期熬夜，以及进食一些过于寒凉的食物，日积月累，使得寒邪入体，阳气受损，影响了气血的运行。气血运行减慢，反过来会造成基础体温的降低，造成恶性循环，就容易感冒，发虚汗，女性朋友还会受到宫寒的干扰。运动能够增加身体的阳气，让气血运行加快。但是需要注意的是，运动不宜过于剧烈，否则非但调理不成，还会损伤气血。运动以微微发汗舒服为宜。当坚持一段时间以后，自然会逐步增加我们人体的阳气并增强我们的排毒能力。

泡脚有助于提高基础体温。足部是足三阴经的起点，又是足三阳经的终止点。足部有60多个穴位，经常泡脚，不仅能够防止足癣等皮肤病，还可以刺激脚上的穴位，促进气血运行，舒筋活络，调整脏腑，恢复阴阳平衡，从而达到提升基础体温的效果。夏天泡脚可令暑气大消，冬天泡脚可预防和控制冻疮。长途行走或者剧烈活动以后泡脚，能减少我们足部乳酸的堆积，有助于消除疲劳，防止肢体关节酸痛，麻木。睡前泡脚还可以助人安然入睡。

此外，多喝温水对人体益处多，也能帮助提高基础体温。每天至少喝1.5升的温开水，避免尿量过少过浓，以致不能及时把细菌等有害物质排出体外。在一定的时间内，喝下两杯温水以后，人体内的新陈代谢就会加快30%，体温也会升高约0.3℃。

基础体温是我们应该重视的事情，因为它关系着我们全身的健康。在我出版的《别被寒凉误一生》和《幸福女人暖出来》这两本书里，不但包含了这些提高基础体温的方法，同时还有更多关于如何改变生活方式，提高免疫力的内容，能够让读者少生病、晚生病、不生病。只要我们坚持热养生，让自己暖起来，一定能够拥有健康的体魄。

# 第三节
## 体温升高带来的改变

你知道吗？体温上升1℃，免疫力则提高50%到60%。反之，体温降低，免疫力就会下降。体温越低，免疫力就越低。

人的免疫力主要靠白细胞，而白细胞主要存在于人体血液和淋巴管中，只有少部分存在于血管和淋巴管以外的组织中。白细胞是人体与疾病斗争的卫士，当病菌入侵人体内时，白细胞通过变形穿过毛细血管壁，集中到达细菌入侵部位，将病菌包围吞噬。

打个比方，白细胞相当于保护我们的军队，平时大部分主要在军营中活动，少部分派出去站岗巡逻，当发现敌人入侵时，军营中的军队就会快速出现在敌人入侵的部位，将其消灭。简而言之，白细胞的免疫力，就相当于军队的战斗力，是决定军队战斗力的主要因素。能否立即出现在敌人面前的能力，是决定白细胞免疫力的主要因素。

体温上升，就能让血流速度加快，血流速度加快，"巡逻"细胞的速度也就加快，能够更快地发现敌人，召唤大部队来支援。体温上升，赶来支援的白细胞速度更快，数量更多，能快速把敌人消灭。

同时因为体温的增加，我们身体中酶的活性也会提高。酶是我们身体里十分重要的物质，它参与到身体的新陈代谢、营养和能量的转换。温度可以影响酶的活性，低温下酶没有活性，因而在一定的范围内，温度越高，酶的活性也就越大。酶活性加大，我们的新陈代谢能量转换就加强，我们的免疫力也随之提高。这就是我为什么反对感冒发热的病人一开始就用退热药的原因。

感冒是病毒入侵我们身体的疾病，体温上升是人体正常的反应，是人体提高免疫力消灭病菌的反应，吃退热药就是在和我们的身体作对。我对感冒发热的治疗方法是让病人用热水泡脚或泡热水澡，再加一把"火"，让我们的体温更高，帮助白细胞，消灭敌人。

 ## 扶助正气预防感冒

我们平时说的感冒（上呼吸道感染）一般有两种：一种是细菌引起的上呼吸道感染，这种感冒上呼吸道的局部症状比较重，全身症状比较轻，也就是说，会出现喉咙痛、流鼻涕等症状，但一般不会发热。另一种是由病毒引起的，这种容易形成流行性感冒，它局部症状比较轻，全身症状比较重，一般都会发热。

引起感冒的原因有很多种，如受凉、淋雨、气候突变、过度疲劳等，但最主要的原因是体温低、免疫力弱。

中医指出"正气存内，邪不可干"（《素问遗篇·刺法论》），意思是体内存在旺盛的正气，邪气就不容易侵犯。《素问·评热病论》也说"邪之所凑，其气必虚"，意思就是邪气之所以侵犯人体，必定是由于此人正气虚弱。

如果认为是细菌、病毒进入人体内，才造成感冒（上呼吸道感染），就一味地杀菌灭毒，这样达不到最佳治疗效果。所谓道高一尺魔高一丈，当出现一种抗病毒或抗菌药物时，也随之会出现变异的耐药病毒和细菌，所以世界上并没有能彻底杀灭病毒的药物，最好的办法是增强自身正气，提高体温，增强免疫力，把细菌、病毒赶出体外。

人为什么会在冬、春季温度低的时候容易感冒，而在夏天却很少会有感冒流行？因为病毒在56℃的时候，30分钟就能够被杀灭，高温环境对病毒十分不利。只要我们人体温度高，虽然达不到杀灭的目的，但由于病毒不喜欢高温环境，自然在高温的体内呆不住。这就是我们感冒后会发热的原因：人体通过发热来对抗病毒。

教大家几个方法来提高我们的体温，增强免疫力，对抗感冒。

① 艾叶水漱口。

每日早晚艾叶水漱口，可以清除口腔的病菌。在流感的季节，这个做法特别有用。漱口的时候最好冲洗到咽部。

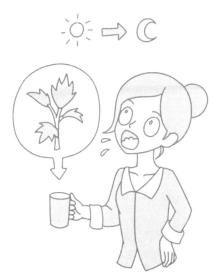

②按摩鼻沟。

具体做法是：双手对搓，掌心热后按摩鼻沟迎香穴十余次，可以预防感冒和减轻鼻塞症状。

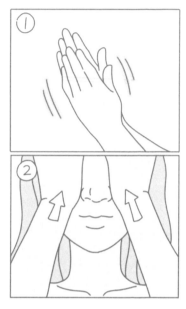

③多吃红色温补食物。

比如红辣椒、胡萝卜、山楂、洋葱等，红色蔬果往往含有丰富的β-胡萝卜素，可增强巨噬细胞的活力，起到抵御感冒的作用。

④双手互搓。

双手搓拍的好处是可以促进血液循环，疏通经脉，通过刺激手太阴肺经的经气增强上呼吸道抵御感冒的免疫功能。

⑤常泡脚。

每天晚上泡脚30分钟左右，每周可以两次加入艾叶来泡，有温经散寒的效果。泡脚时注意水要没过脚面，泡到人微微出汗即可。

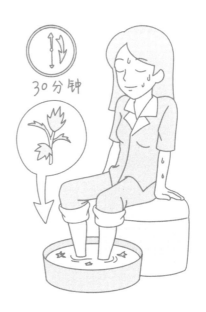

⑥多喝水。

每天要喝大量的温开水，成人每天温水量不少于1500毫升（茶水、汤水不计），特别是在泡脚时边泡边喝大量的温开水，补充流失的水分，促进血液循环。

⑦喝老姜红糖水。

姜既能温中补阳，又能解表散寒、止呕化痰。用于感冒初期风寒症状效果最佳。现代药理研究表明，老姜中所含的姜辣

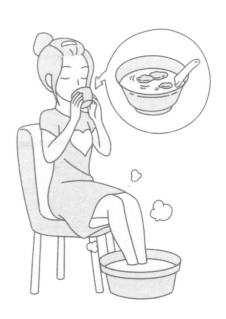

素、挥发油等成分具有促进人体血液循环和新陈代谢，增强人体免疫力以及抗菌、抗病毒的作用。对风寒感冒出现恶寒腹痛、低热、四肢酸痛、鼻寒流清涕、呕吐痰咳症状的患者有明显疗效。

如果有发热的话，在做好上面几点的同时，我给大家推荐一道退热良方——小葱汤。

**小葱汤**

功效：发汗解表、通阳助卫、健脾益气。

材料：两根带须的葱、一把大米、十来条去皮姜丝。

做法：把上述材料同时放在锅里煮一碗米汤。去掉米饭留下米汤，在米汤里加入一些红糖，搅拌装杯，趁热喝下，汗出即可退热，泡脚时喝效果更佳。

**调理实例**

我公司一个同事的女儿头晕了好几天，上不了学，情况有些严重，孩子妈妈要带去医院检查，估计需要做多项检查。我马上叫她把孩子带来公司，判断就是病毒性感冒，教她回家喝小葱汤，保证充足的休息，艾叶泡脚，第二天就好了，自己开开心心去上学了。

## 呵护胞宫避免宫寒

在我接触的患者中，有越来越多不孕不育患者，而据新的统计数据，在中国每8对夫妻就有一对不孕不育。

人类的受孕是一个复杂的生理过程，它必须具备以下条件。

①女方卵巢排出正常的卵子。

②男方精液正常并含有正常的精子。

③卵子和精子能够在输卵管内相遇并结合成为受精卵，受精卵再不断分裂并顺利到达子宫（着床）。

④子宫内膜的厚度为8~10毫米是最易怀孕的。过薄和过厚都不适于怀孕。

以上任何一个条件不具备，都会妨碍受孕，导致不孕。所以，与女性有关的怀孕条件就是卵巢能正常排卵，输卵管要通畅，子宫内膜要够厚，整个过程，缺一不可。

在临床中，我发现造成女性不孕的罪魁祸首，是中医所说的宫寒。宫寒的女性显著的特点是，她们的体温都偏低，大多很难达到36.6℃。宫寒不孕的女性最主要的病因就是寒邪入侵，基础体温低造成气血不调。

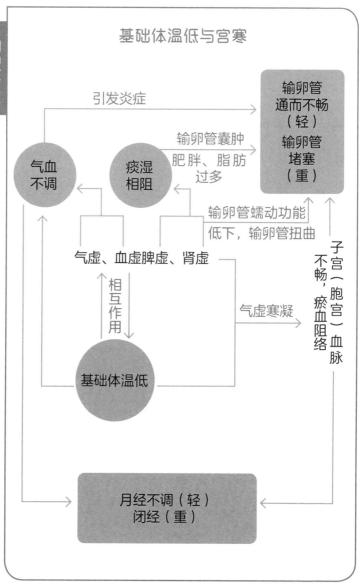

知识分享

基础体温低与宫寒

引发炎症

输卵管囊肿
肥胖、脂肪
过多

气血
不调

痰湿
相阻

输卵管
通而不畅
（轻）
输卵管
堵塞
（重）

输卵管蠕动功能
低下，输卵管扭曲

气虚、血虚脾虚、肾虚

相互作用

气虚寒凝

子宫（胞宫）血脉
不畅，瘀血阻络

基础体温低

月经不调（轻）
闭经（重）

健康的种子只有在肥沃的土壤、适宜的温度下才能生根发芽。我们把受精卵看做生命的种子，也只有在适宜营养环境的子宫里才能扎根发育。女性体温过低而导致宫寒，子宫营养就不够充足，子宫内膜的厚度就无法达到8毫米以上。受精卵到了子宫就像种子种在贫瘠的土壤里，能长得好吗？

我通过多年临床经验发现，绝大多数输卵管堵塞的人有几个共同的特点：腹部偏凉、肚子脂肪过多、宫寒严重、例假不正常、基础体温偏低。通过前面的分析，大家很容易想明白，因为基础体温低，脂肪代谢异常，输卵管就会被脂肪堵死。要解决这种问题，我的做法比较简单，首要的就是提高基础体温，其次是锻炼腹肌，健康的腹部取代向心肥胖。等什么时候随手摸摸肚子是热乎乎的，那就可以备孕了。

还有一些女性朋友，为了减肥不吃饭，看上去很瘦，但是没有肌肉、身体能量储备不足，也难以怀孕。她们输卵管大多是通而不畅，即使怀孕也可能会流产。为什么呢？因为她们的气血严重不足，吃进去的食物连自身能量都供给不足，怎么能供给两个人呢？这类女性就需要好好吃饭，补充气血，让人体有能量、让输卵管"活"起来，不仅要通，还要畅。

**调理实例**

前段时间，有个姑娘来找我，说她做了两次试管婴儿都失败了！我发现她吃的很少，人看起来很瘦，气血双虚，手脚一年四季都是冰冰冷的，腹部也是冰凉的。我就让她做运动、提高基础体温、锻炼腹肌，她慢慢就"热"起来了，3个月后成功怀上了宝宝。

那我是怎么对症下药的呢？我只是让她做了下面几点。

❶戒除寒凉，多吃温补食品。平时不吃生冷、寒凉的食物，多吃些温热的食物，如红枣、核桃、生姜、大蒜等。也可根据个人实际情况选择适量的阿胶、红枣、黑芝麻、核桃、桂圆干、红皮花生等补血补气食物碾成粉加入

适量的红糖、药酒蒸熟制成膏服用。此膏有驱寒暖宫，补血补气，改善子宫内环境，保胎安胎等功效，能促进子宫调理到健康状态。

②注重保暖。特别是下半身不要受凉，平时避免过短的裤子裙子，防止外邪入侵。

③积极运动。"动则生阳"，体质寒的人可采取快步走的方式，尤其是在卵石路上行走，能刺激足底的经络和穴位，可以疏通经脉，促进血液循环，使全身温暖。

④泡脚。每天晚上用热水泡脚30分钟左右，直至额头微微出汗。泡脚可以很好地祛除体内的寒邪。

调理方案不难，就看能不能坚持做。

**调理实例**

2016年，有个姓林的女士想生二孩，但是因为胞宫寒凉，受精卵不易着床发育，备孕一年多无果。在坚持热养生仅仅一个多月，就成功怀上了，可谓立竿见影。林女士大喜，立刻介绍结婚两年却还在苦苦备孕，肚子却无消息的弟媳过来调理，弟媳紧跟着林女士，调理两个月也怀上了宝宝！现今，她俩一儿一女，刚好凑成了个"好"字！

# 三 暖胃健脾调理脾胃

调理实例

　　我有个朋友，连续两天喝了四餐白酒，第三天觉得胸口很闷。去医院做了心电图后显示 T 波很高，怀疑他心肌缺血，立马给他做心脏造影，造影显示心脏左前降支狭窄了 75%。医生给他安排住院并安装了支架，上完支架后再接着吃除颤的药。但是上完支架后，他觉得胸口闷非但没有解除，反而更闷了。医生排除了心脏病变后，才想到可能是胃病，因为连续喝了四餐白酒，可能把胃"烧"坏了，胃里食物反流至食管引起反流性食管炎，俗称"烧心痛"。最后去做个胃镜，检查结果显示确实是反流性食管炎。

　　许多人认为胃溃疡、胃癌等疾病都与幽门螺杆菌有关。但我认为体质上的胃寒是患者的内因。寒胃体质患者的胃内的环境适合幽门螺杆菌生存，也就是说并不是幽门螺杆菌导致了胃病，而是由于有胃病后才有幽门螺杆菌在这生存。所以在治疗上，我采用热养生的方法提高人体内环境的温度，改变胃的环境，让幽门螺杆菌无法生存，这样的治疗方案让很多老胃病得以根治。

　　在我看来现代人的胃病主要有四个方面造成的：第一个是寒凉；第二个是暴饮暴食；第三个是不运动，胃肠动力不足；第四个我发现得胃病的人跟情志很有关，即人不爽，气就堵塞，气不顺，人容易生病。为什么情志和胃有关呢？情绪波动则胃腺体分泌不一样，情志很容易左右腺体的分泌，胃黏膜下都是腺体，常常生气，腺体工作异常就容易伤胃。

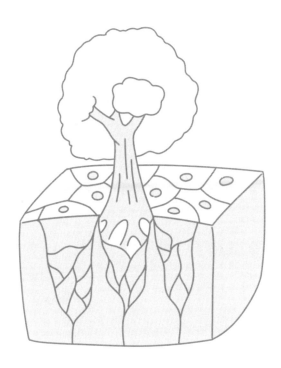

　　我调理胃病，就是从改善胃腺体下的血管入手，让它"热"起来，改善胃黏膜的微血管，让腺体底下的血管扩开，就像树一样，底下的树根粗壮起来，地面上的树自然长得好。提高胃的温度，改变胃的环境，就能让幽门螺杆菌无法生存。说白了就是让胃的微血管"热"起来，一热起来，胃就能正常分泌胃液。胃液是非常复杂的，目前医学家还无法研究出胃每个对应细胞分泌什么。不管如何，胃腺体正常开展工作，就需要营养，没有营养就没有办法正常开展工作。有胃病的人吃下去的饭没有变成营养，胃就无法正常工作，无法正常工作又反过来影响食物的吸收，从而形成恶性循环。

　　我调理脾胃主要是从以下几个方面入手。

①戒除一切寒凉食品。

②就是每天坚持"排水走路"。

③每天喝不少于1.5升的温开水。

④每天泡脚。

调理
实例

　　有位网红米头姑娘原来爱生病、很瘦、面色差。在我的指导下调理脾胃两个月，胖了 5 千克，体质也变好了。以前三天两头往医院跑，现在大半年都没去过医院了。脾胃好了，整个人精神状态也变好了，肤白貌美。最近春节宅家又长了 5 千克，她身高 163 厘米，现在 50 千克，也不算胖。相反，脾虚调好了，虚胖的反而会瘦下来。

## 四　提高体温控制"三高"

　　在平时的工作中，我发现"三高"患者绝大多数在发病前两三年内，基础体温偏低，他们来就诊时的体温大多都在36.5℃以下。

　　"三高"主要是指高血糖、高血脂、高血压。据相关数据统计，截至2019年11月，全球患有高血压的人群有10亿左右。按我国现行标准，血压超过140/90毫米汞柱即视为高血压。调查显示，我国成人高血压患病率为23.2%，比2002年增加5.2%。而我国高血压前期（139~120/89~80毫米汞柱）患病率高达41.3%，为4.35亿人！如按美国心脏协会和美国心脏病学会2017年公布的最新高血压诊断标准（130/80毫米汞柱）计算，中国成年高血压患者已超过5亿，占总人口的46.4%，相当惊人！

2019年全球约4.63亿成人患糖尿病，就是说每11个人中就有1个为糖尿病患者；预计到2030年，全球糖尿病患者会达到5.784亿，我国糖尿病患者数量为1.164亿。国家心血管病中心统计显示，我国血脂异常人数已经超过4亿人，并且每年的患病率都在逐渐增加。

普遍认为除去遗传因素，"三高"多发于肥胖者、长期高负荷工作者或情绪波动大、吸烟、患有某些内分泌疾病及长期服用糖皮质激素等的人群中；运动量少、饮食不当（摄入过多高盐、高糖、高胆固醇、高饱和脂肪酸类的食物）是其主要诱因。而我认为，造成"三高"的重要原因还是基础体温偏低。

## （一）　基础体温低是肥胖的罪魁祸首

我平时上课会带着很多体温计，上课时发给大家去测量自己的体温。测量完体温后，每个人说出自己的体温，超过36.5℃的站一排，低于36.5℃的站另一排。最经常的结果是，低于36.5℃的那一排基本上都是偏胖的人，而高于36.5℃的那一排基本上都是瘦的人。当然也有个别例外，比如他这两天发热或其他特殊原因。

有人说，脂肪是女生和大妈的分水岭，也是男生和中年男子的分界线。肥胖，确实不是好现象。如果一个人的脂肪过多，身体会暗藏健康隐患，影响寿命的长短。如果脂肪过多，胃、肠、肝、胆、脾、肾都会受影响，从而引发多种高危疾病！所以肥胖的人，过早死亡风险会比正常人高出2~3倍。

**肥胖有哪些危害**

第一大危害是血脂异常。肥胖者，特别是向心型（腹型）肥胖者比普通人更容易表现为高胆固醇血症、高三酰甘油血症，低密度脂蛋白和极低密度脂蛋白异常升高，而高密度脂蛋白反而降低。

第二大危害是脂肪肝。大约有一半的肥胖者患有脂肪肝，肝脏是合成三酰甘油的场所，然而肝内并没有多少多余空间来储存它。在肥胖者体内三酰甘油合成与转运之间的平衡发生了失调，肥胖者的脂肪酸摄入多，肝脏合成的三酰甘油也多，大量的三酰甘油堆积在肝脏内，结果形成了脂肪肝。

第三大危害是增加患高血压的概率。肥胖与高血压密切相关，在40~50岁的肥胖者中，高血压的发生概率要比非肥胖者高50%，一个中度肥胖的人发生高血压的机会是体重正常者的5倍多，是轻度肥胖者的2倍多。

第四大危害是增加糖尿病风险。肥胖是发生糖尿病的重要危险因素之一，在2型糖尿病患者中80%都有不同程度的肥胖。发生肥胖的时间越长，患糖尿病的概率就越大。

第五大危害是增加脑血管病变。肥胖者容易患高血压、血脂紊乱及糖尿病，而有高血压、血脂紊乱和糖尿病的肥胖者，大脑更容易出问题，容易发生大脑动脉粥样硬化，容易在高血压的作用下发生破裂引起危险的脑出血，甚至危及生命。

第六大危害是增加心脏负荷。肥胖者心绞痛和猝死的发生率提高了4倍，这说明肥胖肯定会增加心脏的负担造成心脏损害。肥胖者由于血液中储存了过多的脂肪，血液总量也相应地增加了很多，心脏就会相应地增加收缩的力量。当心脏不堪重负时就容易出现明显的心功能损伤。

第七大危害是肥胖者易患癌症。肥胖妇女更容易患子宫内膜癌和绝经后乳腺癌，肥胖男性则更容易患前列腺癌，而且只要是肥胖者无论男女都更容易患结肠癌及直肠癌，肥胖的程度越严重，上面几种癌症的患病率就越高。

第八大危害是引起骨关节疾病。肥胖可能引起的骨关节疾病主要有三种，骨性关节炎、糖尿病性骨关节病和痛风性骨关节病，其中发生最多、危害最大的是骨性关节炎。肥胖引起的骨性关节炎主要影响膝关节，也可影响髋关节及手指关节等。

第九大危害是引起焦虑抑郁症状。大多数肥胖患者比较自卑、自信心不足、社会的认同感较低，所以有时会出现一些焦虑抑郁等精神症状。

## 温度与肥胖的关系

相信大家都有吃过红烧肉，如果没有吃完，妈妈会把它放到冰箱里留到下一餐吃。等到下一餐拿出来吃的时候，上面满满的一层都是凝固的油脂。也就是说，油遇冷就会结块成形，但当肉放回锅里煮时，油就会散开变成液体。平时我们洗碗也有这个现象，放点热水比较好洗，不放热水，油会无法化掉，就一直粘在碗上面，一旦加上热水，碗上的油就粘不住了。相同的道理，如果我们基础体温低了，油也会"粘"在我们身上，就像粘在碗。

肉是很多人爱吃的食物，但为什么有些人吃肉不会胖，有些人吃一点肉就长胖呢？其实这也跟我们的饮食搭配有关系，比如说吃肉配着白酒的人，是不容易胖的，因为白酒是热的。但吃肉喝啤酒的人，还要吃点空心菜，顺便喝点椰汁或冰可乐、雪碧的，肥肉就会长在你身上。想吃肉又怕胖的人，没有关系，吃肉的时候多配点姜糖就好，或者煮红烧肉的时候，在红烧肉里多放一些生姜一起吃，这样肥肉就不容易长到你身上。

两个人哪怕天天吃一模一样的东西，运动量也都一样，但是如果两个人的基础体温不同，一个基础体温高，一个基础体温低，吃一样的东西，最终结果也会不一样。

**调理实例**

　　一位 46 岁的女士，刚开始找到我的时候，很胖、血脂偏高、气血也不足，根据方案，调理两个月后，血脂正常了，气色例假都得到改善，让她高兴的是体重减了 7.5 千克！之后正常饮食也没有反弹！她同事说她以前腰粗腿粗，现在瘦了就成天给大家秀身材。这怎么做到的呢？其实很简单，就是让她通过运动、泡脚、多吃些姜蒜等热性食物来提高她的基础体温，自然就瘦了。

　　脂肪不仅可以长在我们皮下，也可以存在我们的血管、输卵管等管腔里，体温高的人不仅是皮下的脂肪少，血管、输卵管等管腔里的脂肪也少。体温低的人，不仅皮下的脂肪多，血管、输卵管等管腔里的脂肪也多，容易造成狭窄、堵塞，它们所营养的器官里的血供就会减少，功能下降。容易引发各种各样的疾病。

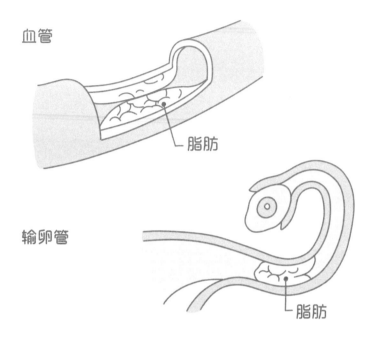

血管

脂肪

输卵管

脂肪

## （二）　体温低的人容易犯高血压

调理
实例

　　廖总今年 39 岁，不到而立之年就事业有成，成为了
同龄人眼中羡慕的对象。可是近两年，廖总觉得身体有些

不对劲。因为工作需要，他这些年几乎天天忙于应酬各种酒局饭席，一直都没什么大问题，但是明显感觉到自己渐渐地有些力不从心了。平日里会有突发性头晕和心悸，而且很容易感到疲劳，精神也无法集中。这个情况越来越严重，直到一次开会的时候，廖总忽然感到头痛并伴有眩晕，还有呕吐的症状，赶紧去医院检查后发现血压已经高达 190/130 毫米汞柱！他很紧张，赶紧去咨询医生，医生给出的建议是采用吃降压药的方法来控制血压。

此时廖总的高血压已经严重影响他平日的工作和生活。在好友的建议下，他找我咨询不用降压药控制高血压的方法。帮他检查完，看了他的检查报告后，根据他的身体健康状况，我制订出了包括饮食、运动等方面的健康管理方案。廖总回去后严格按照调理方案调理，合理地控制饮食并且配合食疗进行调理，仅仅过了 4 天血压就明显下降，半个月后血压已经成功稳定在了正常水平。一个月后，廖总的老婆和孩子陪他来我这复诊，在一旁亲眼看到他血压在 122/88 毫米汞柱，一家人终于卸下了心头的重担，露出了久违的笑容。

## 什么是血压

大家先来了解一下什么是血压。血压是指血液在血管内流动时对血管壁产生的压力。血压的形成与心脏收缩、足够的血容量和动脉弹性有关。

如果你测血压，收缩压是 130 毫米汞柱，舒张压是 85 毫米汞柱，那就记录成：130/85 毫米汞柱。把收缩压写在"/"上面，把舒张压写在"/"下面。正常的血压值是收缩压 90~140 毫米汞柱，舒张压为 60~90 毫米汞柱。收缩压超过 140 毫米汞柱或舒张压超过了 90 毫米汞柱，就称为高血压；如果收缩压低于 90 毫米汞柱或舒张压低于 60 毫米汞柱，就称为低血压。上面说的是我国正在执行的血压标准，但是美国心脏协会和美国心脏病学会于 2017 年公布的最新血压标准为 130/80 毫米汞柱。如果按这个标准算，全国有超过 5 亿人有高血压。

在这儿要提醒朋友们，数据是要连续测 3 天、每天测一次，取平均值。如果平均值高于正常值，才能称为高血压病。因为我们的血压值受很多因素的影响，如运动、饮食、休息情况、心情等，所以不能以单次的结果为依据。

## 血压为什么会高起来呢

主要是两个方面的因素。第一个是血管狭窄，弹性变差，血液通过时阻力变大，血压值也就变高了。第二个是血管里的血液变得太浓，浓就会变重，就会流不动。这时，只有心脏加大压力来推动前进，于是血压就变高了。

过去，人们常认为，高血压就要降血压，强调高胆固醇、高三酰甘油（甘油三酯）会造成高血压，可是却忽略了一点：胆固醇、三酰甘油是没有能力调血压的，也就意味着，血压高不是胆固醇、三酰甘油直接造成的。

从体质角度分析，由于人体长期摄入过于寒凉的食物，造成了身体气血不足、体质阴虚。身体气血不足、体虚，血流就变得缓慢。同时，吃的油腻食物产生过高的胆固醇和三酰甘油造成血液黏稠度增加，将血管堵住（颈动脉、椎动脉），就会让血流速度减慢，进入大脑的血液量就减少，大脑就会缺血、缺氧。这时，大脑就会发出指令——分泌肾上腺素——收缩血管——调高血压，以此来增加脑部血流量。

身体调高血压需要通过不断地分泌激素来收缩血管，

因为只有通过加大血压，才可以使血液流速恢复正常。当人体费了好大的力气把血压调上来之后，患者却服用降压药，这并不是在帮助身体，而是在跟身体作对。

**为什么说升温就能降血压**

我们要从两个方面来讲，一个是血管方面，另一个是血液方面。先从血管方面来讲，有生活经验的朋友都知道，水管如果用久了都要换掉，因为水管内壁已经被水垢堵住了。人的血管也一样，人活到50岁后血管内壁也会慢慢被血垢影响。血垢大部分是由脂肪、胆固醇等构成的。

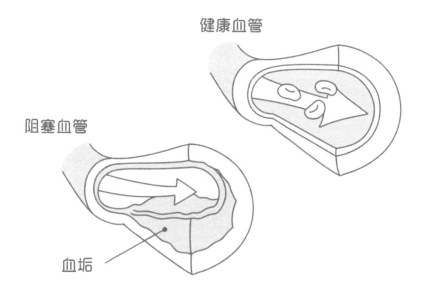

健康血管

阻塞血管

血垢

上一节说过，脂肪最怕热，温度越高脂肪越少，血管里的脂类含量也受体温的影响。体温升高，血管里那些由脂肪等构成的血垢就会更少。血垢变少，血管的弹性变得更好，血液在血管中的流动更通畅，血压也就不高了。

南方的水管很少被冻住，而北方的水管经常会被冻住。天气变热后，被冻住的水管也会解冻。我们的血管也是这个道理，热胀冷缩，一热血管就扩开，压力就减少，血压值随着下降。

再从血液方面来讲。温度越高，水分子的热运动越强。血液也是一样，温度越高，血液分子的热运动就越强，"热血沸腾"就是个很形象的比喻，血都"沸腾"了，身体的各个器官的血供自然更加充足，根本不需要心脏来加大压力。

我在临床工作了几十年，发现高血压的患者在发病前三年，基础体温都偏低，达不到36.2℃。对于临界高血压的患者而言，体温和血压是成反比的，体温升高，血压就会降低，想降压，只要升高基础体温就能做到。

前面提到的患者，我就是通过提高基础体温，同时调整合理的饮食方案，就让他血压降下来了。

## （三）　体温越高血糖越低

血糖与体温有怎样的关系？在讨论这个问题前，我先带朋友们思考下面几个问题。

❶为什么大多数糖尿病患者在发病前都比较胖？

❷为什么大多数糖尿病患者也会伴有高血压？

❸为什么大多数糖尿病患者也会伴有高脂血症？

中国是糖尿病大国，现在我国糖尿病患者数量为1.164亿人左右。

**知识分享**

### 血糖和糖尿病

糖尿病是指血液中的糖超过了正常值，空腹的血糖超过了 6.1 毫摩尔 / 升。吃下去的食物，经过我们的胃肠功能消化大多数都变成了糖，吸收到血管里面随血液营养全身，简略地说，在血液中的糖叫血糖。

血糖会到达人体需要的各个器官中，比如眼睛、心脏、大脑等，到了组织器官后跟氧发生反应，最终生成二氧化碳与水，同时释放出大量的能量，维系人体的正常生理活动，比如心跳、呼吸、走路、消化、思维等。那血液中的糖怎样到达各个组织器官中去的呢？这个过程就需要胰岛素来完成了，胰岛素是个载体，载着血糖到各个组织器官中去，而胰岛素是由胰岛分泌的。

糖尿病就是胰岛素分泌不足，不够载着糖去各个组织器官。导致糖"滞留"在血液里，其中部分最终随尿液排出体外，就形成了糖尿病。糖尿病患者摄入的糖只是在人体中走了个过场，没有到达该去的组织器官中去，无法变成人体需要的能量。

那为什么糖尿病人的胰岛会少分泌或者不分泌胰岛素呢？我的观点是这样的：因为糖尿病患者日常不合理的饮食造成体内大量脂肪积聚，血液中脂肪过多，血液黏稠度就会增高。并且，这些人通常因为肥胖、工作性质等原因平时很少运动，加上长期不自觉地进食一些过于寒凉的食物，使身体的基础体温越来越低，造成身体气血不足，气血两虚。气血虚则血流变缓慢，黏稠的脂肪就容易附着在血管壁上，反过来又影响血液循环，加重身体气血不足。最后血管中脂肪越来越多，血垢也越来越大，把进入胰腺的血管给堵住了。血管被堵住后，生产胰岛素的原料到达

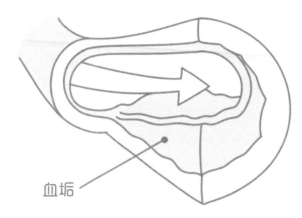

阻塞血管

血垢

不了胰岛，虽然胰岛功能完好，但缺少原料，自然造不出胰岛素。胰岛素不是，糖尿病随之而来。

现代医学治疗"糖尿病"主要有三个方法：①低糖饮食，少吃糖减少糖的摄入。②降糖，就是用降糖药物把血管内的糖以"燃烧"的方式排除掉，而不是促进吸收。导致血糖高居不下的原因不去处理，反而是让病人把吃进去的糖再排出来，就像一个小朋友玩水，不停地把水舀进水缸里，再从水缸里把水舀出来一样。③注射胰岛素，注射胰岛素只能一时解决自身胰岛分泌不足的问题，对于起病急的糖尿病患者进行暂时的调节是可以的，但如果长时间使用，容易让自身胰岛产生功能惰性，不去生产胰岛素。加之胰岛素是人工合成或者生物工程提纯的，和自体产生的胰岛素还是不一样，患者对外源性的胰岛素容易产生抵抗。

血管的通畅也会影响胰岛的功能。既然脑血管可能梗阻，心脏的血管也可能梗阻，那进入胰腺的血管亦有可能会梗阻。进入胰腺的血管梗阻，胰腺制造胰岛素的功能受到损害，血糖就会升高，就需要外部用药或注射胰岛素来维持血糖值。

我曾经做过一个兔子实验：养100只兔子。分为两组，每组50只。

第一组放养，每天只喂早上、中午2次；并且每天喂5毫升的生姜大蒜等热性食物做成的汁。

第二组圈养，每天喂早、中、晚3次，并且量比第一组兔子增加了三分之一，没有喂5ml的生姜大蒜等热性食物做成的汁。

每天测两组兔子的体温，第一组平均要比第二组高0.5℃左右。

三个月后，第一组兔子平均体重比第二组兔子轻500多克。第一组的平均血脂比第二组低25%左右，平均血糖也比第二组低了20%左右。从两组兔子中，随机各挑两只进行解剖实验，第一组兔子进入胰腺的血管比第二组的明显通畅。

之后，把第二组兔子也放养，每天也喂早上、中午2次，并且每天每只喂5毫升的生姜、大蒜等热性食物做成的汁。

两个月后，两组兔子的体温、血管、血脂、血糖各方面指标基本没有什么差别。

## 为什么体温越高血糖越低

在自然界中有许多和人体共通的现象，北方冬天随着室外温度降低，水管中的水流会越来越小，直至最冷时冻住，而随着温度升高水管中的水流又会通畅起来。相同的道理，堵塞的血管随着基础体温的升高，也会逐渐变得通畅。提高基础体温，让人体"热"起来，逐渐减少血管里的血垢，加快血液循环，打通堵塞的胰岛血管，能让胰腺恢复到最佳状态，使胰岛能够分泌充足的胰岛素，恢复对血糖的转换调节功能，这是解决糖尿病的根本方法。所以体温对于调节血糖十分重要！

**调理实例**

　　某保险公司的罗老师，4 年前开始用热养生的方法调理血糖，当时她高血糖引发的肌无力等并发症比较严重，调理后血糖、体重均明显下降，高血糖引起的肌无力等并发症也治愈了。近三年半没吃药没打胰岛素，血糖值一直很稳定，现在不仅自己坚持热养生，还引领身边的朋友同事一起坚持，效果都很好。

**五　升高体温预防肿瘤**

　　目前大多数人普遍"癌"和"瘤"不分。"瘤是什么""癌是什么"，一般老百姓似乎都知道那么一丁点，但又半懂不懂、似懂非懂，真要认真问起来，压根说不出个所以然来，不知道癌症到底是什么。对癌和瘤的基本概念分不清，由此带来的后果就是：要么产生不必要的恐慌（无知惹祸，把瘤当癌），要么就是延误病情（自作聪明，把癌当瘤）。对肿瘤的防治，也要从认识肿瘤开始，从理清基本概念开始，否则连基本概念都拎不清，就会永远活在糊涂中。因此，我们需要对它们进行深入了解。

## 知识分享

### 癌和瘤

癌和瘤这类病，在人类疾病史上，并不是近代才有的，而是古已有之。如果从我国医书里所谈到的"瘤"这个病名来看，早在两千多年前的中医典籍《黄帝内经》中，就已经记载了筋瘤、肠瘤等。到了宋朝我国医学家对癌症有了更进一步的认知，在 12 世纪初的《卫济宝书》中，首次出现"癌"这个字眼。该书还有对乳腺癌的观察，指出 40 岁以上的妇女易患此症，溃烂三年而死等。南宋杨士瀛是这样描写癌的："上高下深，岩穴之状，颗颗累垂……毒根深藏，穿孔透裹……"这种描述与现在我们所说的癌是比较相符的。

据公元 610 年的《诸病源候论》这本医书的记载，认为瘤是体内"气血的留结"，或者是人体所产生的某些不正常物质的滞留，着重点是留而不去的"留"字，加上病字偏旁就成为肿瘤的"瘤"字。简单来说肿瘤只是身体聚集了"垃圾"而形成了包块。这种定义更近似于现代医学概念中的良性肿瘤。

## （一） 怎样看待肿瘤

肿瘤可以分为良性肿瘤和恶性肿瘤两大类。

什么是良性肿瘤？医生一般会向你解释说，肿瘤是人体在各种致瘤因素的作用下形成的新生物，其实就是新长出来的东西，多表现为包块、肿块。说得再通俗一点，就是在人体内新长出来的非正常的东西，就像是在不良环境或其他诱因下长出来的异类。人们往往把身上长了包块、肿块说成是长了肿瘤。多数情况下这种说法是对的，因为肿瘤多数表现为包块的形式。但这种说法又不完全对，因为肿瘤有时并不一定就形成可见的包块，比如白血病(俗称血癌），而且包块也可能并不一定就是肿瘤。比如某些炎症也可能形成炎性包块，外伤也可能形成血肿或水肿包块，这些当然不能算作是肿瘤。

恶性肿瘤可分为癌和肉瘤。癌是指来源于上皮组织的恶性肿瘤。肉瘤是指起源于间叶组织，包括纤维结缔组织、脂肪、肌肉、脉管、骨和软骨组织等发生的恶性肿瘤，我把二者都笼统地称为癌症。

癌症具有细胞分化和增殖异常、生长失去控制、浸润性和转移性等生物学特征，它的形成是一个多因子、多步骤的复杂过程，可分为致癌、促癌、演进三个阶段，与吸烟、感染、职业暴露、环境污染、不合理膳食、遗传因素等密切相关。

根据就诊者的病理检查，一般可确诊说是肿瘤还是癌症，西医的处理方式思路较为直接。首先通过外科手术把它切掉，外科再做个病理，之后转入肿瘤内科做化疗，化疗之后做放疗。

化疗有没有效果？谁证明化疗有效果？谁证明放疗有效果？怎么看待癌症治疗的效果？据我思考，癌症病人很多并不是病死的，而是被吓得失去了求生的意志。医生所说5年生存率是百分之二十几、三十几，这些数据是对既往患者的概率统计结果，对于某个具体的患者有多少的参照意义呢？这一点还有待商榷。癌症病人还有个恶化的原因，就是抗癌治疗的严重副作用，本来身体就不好，还要开刀、化疗、放疗，一次次伤害身体，直到身体受不了。

化疗药本来就是很强的化学药品，注入体内后，全身的细胞都会受到伤害。放疗也是如此，若是本来身体抵抗力差，再一折腾，身体承受不住。

**调理实例**

有个富商的爱人患肺癌，住进厦门某三甲医院接受治疗。前阶段当然也是手术。手术之后，做化疗。这富商跟科主任说：不惜一切代价，救治我爱人。医院院长也表态说一定尽力，转身又跟该科的主任说，要用最好的方法，不惜一切代价把这个阿姨给治好。

这个主任说："院长你放心吧，我们一定尽力。"然后主任跟这个富商说，现在除了国内这些医保内的化疗药外，国外有一个化疗药不错，有的病人做了效果很好。这个富商一听有希望，说："按你的方法治。"然后，每天八千块钱用这个药。

第一个月用了 18 天，后来说让病人休息几天，第二个月再继续打点滴给药。第二个月又用了 18 天！以此类推，每个月输液 18 天，前后持续 6 个月，人就走了，钱也用了许多。主任说，因为这个药很有效，才能够坚持到 6 个月，不然可能撑不过一个月。

上面所说的并不是段子，而是现在癌症病人治疗的普遍现状。

西医对肿瘤的病因尚未完全了解，目前的看法是肿瘤可能是机体在各种致瘤因素作用下，局部组织的细胞在基因水平上失去对其生长的正常调控，导致异常增生与分化而形成的新生物。"可能"两个字说明对肿瘤的病因没有完全搞清楚。从临床的检测来说癌就是恶化的肿瘤，患者身上长了一个包块、肿块，然后去做个病理确诊是否是癌。现在对癌症临床诊断的标准几乎都是病理影像诊断。什么是病理影像诊断呢？可能很多人不明白。它是把患者身上的东西切下来，切得很薄很薄，放在显微镜底下看。病理医生看完以后，记住了那些是正常的组织是什么样的。如果看到了不是正常的细胞或组织，就会判断这个是癌。

那什么是正常的细胞或组织？正常的标准出自哪里呢？它是根据统计出来的。其实这个标准值得商榷，每个人生活的地理环境、生活区域都不一样，所以每个人的切片也都不一样，没看过正常时候的切片，又如何判断不正常的切片？只要是不一样的就是异常的，就是癌！可能会过于武断。

其次，既然是人根据经验去判定，这难免存在主观性和不确定性。举例来说，一个人今天看到另一个人并记住了他的样子，可是明天可能又不能确定是否是曾经见过的那个人，这种情况是很正常的；一个人拿张照片，早上说这个照片是某某人的，到傍晚的时候却觉得不像她。所以说，医生仅凭着自己的经验去看切片来判断一个人是否得了癌症，是不够准确的。

这样的病理诊断有两个问题。第一，以什么为标准；第二，过于依赖医生的主观性，当经验不足的时候，判断也能那么准确吗？因此，我们不得不怀疑这样的诊断标准。

## （二）　肿瘤形成的原因

恶性肿瘤的病因尚未完全了解。目前较为明确的与癌症有关的因素可分为外源性和内源性两大类。

### 第一类：外源性因素

❶生活习惯。生活中的不良生活习惯，如吸烟等与癌症发生密切相关。约1/3因癌症死亡的患者与吸烟有关，吸烟是肺癌的主要危险因素。摄入大量烈性酒可导致口腔、咽喉、食管恶性肿瘤的发生。高能量高脂肪食品可增加乳腺癌、子宫内膜癌、前列腺癌、结肠癌的发病率。饮用污染水、吃霉变食物可诱发肝癌、食管癌、胃癌。

❷环境污染。空气、饮水、食物的污染均可对人类造成严重危害。世界卫生组织已公布的与环境有关的致癌性物质包括：砷、石棉、联苯胺、4-氨基联苯、铬、己烯雌酚、放射性氡气、煤焦油、矿物油、偶联雌激素等。环境中的这些化学的或物理的致癌物通过体表、呼吸道和消化道进入人体，诱发癌症。

❸环境及生物因素。环境因素也可以致癌，例如在一定条件下紫外线可引起皮肤癌。生物因素主要为病毒，其

中1/3为DNA病毒，2/3为RNA病毒。DNA病毒如EB病毒与鼻咽癌、伯基特淋巴瘤有关，人类乳头状病毒感染与子宫颈癌有关，乙型肝炎病毒与肝癌有关。RNA病毒如T细胞白血病/淋巴瘤病毒与T细胞白血病/淋巴瘤有关。此外，细菌、寄生虫、真菌在一定条件下均可致癌，如幽门螺杆菌感染与胃癌发生有关系，埃及血吸虫病被证实可诱发膀胱癌，黄曲霉菌及其毒素可致肝癌。

④慢性刺激与创伤。创伤和局部慢性刺激如烧伤深瘢痕和皮肤慢性溃疡均可能发生癌变。

⑤医源性因素。如电离辐射，如X线、放射性核素可引起皮肤癌、白血病等；细胞毒药物、激素、砷剂、免疫抑制剂等均有致癌的可能性。

**第二类：内源性因素**

①遗传因素。真正直接遗传的肿瘤只有少数不常见的肿瘤。遗传因素在大多数肿瘤发生中的作用是增加了机体发生肿瘤的倾向性和对致癌因子的易感性，即所谓的遗传易感性，包括染色体不稳定、基因不稳定以及微卫星不稳定。如家族性结肠腺瘤性息肉者，因存在胚系细胞APC基

因突变，40岁以后大部分均有大肠癌变；Brca-1、Brca-2突变与乳腺癌发生相关，发生率达80%以上。

②免疫因素。先天性或后天性免疫缺陷易发生恶性肿瘤，如丙种蛋白缺乏症患者易患白血病和淋巴造血系统肿瘤，AIDS（艾滋病）患者恶性肿瘤发生率明显增高。但大多数恶性肿瘤发生于免疫功能"正常"的人群，主要原因在于肿瘤能逃脱免疫系统的监视并破坏机体免疫系统，但其机制尚不完全清楚。

③内分泌因素。体内激素水平异常是肿瘤诱发因素之一，如雌激素和催乳素与乳腺癌有关，生长激素可以刺激癌的发展。

## （三） 温度和肿瘤的关系

《诸病源候论》认为瘤是体内"气血的留结"，或者是人体所产生的某些不正常物质的滞留。那为什么人体气血会不通畅呢？为什么它会产生一些不正常的物质滞留在体内呢？这归结为两个字，那就是——温度。

大家都吃过木耳，那么大家知道木耳长在什么地方吗？它是长在木头上的一种菌类。怎样的木头才会长出木耳呢？木头必须具备两个条件：第一，木头长年是湿的；第二，木头所处的环境是冷的。只要符合这两个条件，木头就会长出木耳，而且摘了还会再长。要让木头不长木耳了，只要把木头放在太阳底下晒着，就无法长出木耳。

根据中医的阴阳理论，阴的特性是成形，要让一杯流动的水变成有形的冰，把水放进冰箱，"阴"起主导作用，就能成形。阳的特性是生发，要让一块冰消失，只要把冰加热就可以了，"阳"起主导作用，冰块自然就蒸发。

### 人为什么会长肿瘤

这个问题也归结于阴阳失衡，"阴"起了主导作用。我简单地归纳为"阴"事做太多，"阳"事做太少。那什么是"阴"事？相对于运动来说，不动是阴；相对于喝白开水来说，喝茶叶水等饱和液体是阴；相对于纯净来说，浑浊是阴；相对于吃温补的食物来说，经常吃冬瓜、苦瓜、丝瓜、空心菜、螃蟹、绿豆汤等寒凉食物是阴；相对于不吹空调来说，经常吹空调是阴；相对于经常说励志的话，报怨、发牢骚是阴。一个人受批评，情绪会低落，血液速度会减慢；相反，如果受了表扬、鼓励，人会热血沸腾，血液速度会加快。一个人如果饮食起居、生活工作的行止都是偏向于阴性，就会造成身体湿气过重、基础体温降低。

长肿瘤的人就是"阴"（或者说消极）事做太多，日积月累就长成肿瘤。肿瘤是我们体内有形的"邪"，要让肿瘤消失，就跟让冰块消失一样，加强与之相反的能量。肿瘤是阴性的能量，那么就增强阳性的能量，阳气足了肿瘤自然就难以发展了。

几乎所有的癌症病人，基础体温都很低。体温低，气血就不足；而气血不足也会造成体温低。体温低就会产生不正常的物质。有机化学里说，要产生一个生成物，需要有反应物，并且要在一定的温度等条件下，这样才能够产生一些新的物质。相同的反应物在不同的温度环境下产生的生成物是不一样的。每个人的体温都不一样，有些人36.5℃，有些人36.2℃，所以每个人产生的物质并不完全一样。产生了多余的有害物质也不要紧，只要能排出去就可以。但如果是由于气血不足、身体阴盛阳衰，不正常的物质无法排出体外，就会形成各种有形之邪的积聚，也就是肿瘤。所以说，瘤是因为体温低，导致过多的毒素留在身体里，日积月累形成的。由于体内积聚了有形之邪，人体阳气进一步变弱，运行能力变差，这些毒素长期无法排出的时候，恶化成癌症。

很多人谈癌色变，在对抗癌症的心理上处于绝对的弱势地位。我要和大家强调，如果正确认识癌，积极地面对问题、解决问题，癌症也会让路。癌症不过是说明此时身上的毒素比别人多一点，有点堵塞，只要把毒素排出去就能往积极的方面发展。

癌症是一种从头到脚都有可能发病的疾病，不过研究表明，心脏、脾脏、小肠（十二指肠）发生癌症概率较小，而食管、肺、胃、大肠、直肠、卵巢、子宫等却容易罹患癌症。可见，温度较高的器官不容易发生癌症，温度比较低的器官癌症发生率就高。

中医认为，人体环境阴偏胜邪就成形。当患者体内太凉、太寒，阳虚寒凝，当人体的阳气低于一定程度时，就会产生内寒之证，阳虚部位的经脉和组织因内寒而慢慢结实成块，其结果必致周边的脏腑功能逐渐退化而产生的各

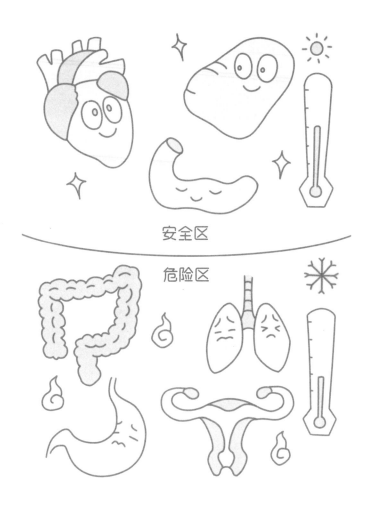

种病理产物，又因脏腑功能退化而难于排出体外，最终在
体内的邪气凝结而成瘤体。癌症怕人体的阳气，当体内阳
气恢复到较高水平时，瘤体的寒凝物质就会逐渐被温散而
排出体外，痞结就会散去。

近些年治疗癌症一味地用寒凉解毒。例如各种清热散结化瘀药，虽然说它们可能确实能起到一点解毒、消除癌症组织的作用，但它损伤了人体的阳气，人体自身消除毒素的能力受到了损伤，有些得不偿失。

寒湿的木头长木耳，寒湿的体质长肿瘤，木耳摘了还会长，肿瘤切了也会长。这就是人们经常说的"西医治疗头痛医头、脚痛医脚"的原因所在。想不长木耳，需要把木头拿到太阳底下晒晒。同样道理，想不长肿瘤，需要将体内的寒湿排出体外，经络不瘀堵，则气血不亏虚。所以治疗癌症应该从补阳气、祛湿寒开始。那怎么补、怎么祛呢——提高体温。

## （四） 扶阳抗癌的6个要点

首先，要忘记自己的"癌症"。人对身体的控制可以分成两个系统，一个叫信息系统，它有很强的自组织能力；一个叫意识系统，具有自控能力。这两种系统相互矛盾又相互影响。例如："饿了要吃饭"与"人逢喜事精神爽"。前者属于意识系统，后者属于信息系统。假使人觉得精神振奋，吃饭味道特好，消化能力就增强；如果精神受到打击，消化能力就会受挫，食欲就减退。这说明人的自组织能力在很多时候，是受意识影响的。

患癌不是必死。一旦认为"必死"后，一个最可怕的"副作用"是意识体系的系统被摧毁。人们一听到说自己得了癌症，便日夜不安。天天吃不下，睡不着，意识系统首先放弃了生存的欲望，仅仅靠信息系统。所以说大约有80%的癌症患者死于恐惧。

大家要明白，现代医学没有完全清楚什么是肿瘤，只是把认识的肿块、结节，命名为"癌"而已。倘若将"癌"命名为"爱的晶体"，又会有怎样的结果？患者能吃能睡，能跑能跳，能哭能笑。只要放下思虑，让大脑安静下来，阳气就能复生。打坐打的是空，大脑空出来了，坐到忘我无我，阳气就复生了。阳气一复生，阴阳就会逐渐趋于平静。

**调理实例**

有一个浙江的患者，49岁了，2016年做了直肠癌手术，2017年发现腹腔转移，情绪很低落，觉得要死了。全家也都非常紧张，他的精神压力日渐加剧，身体也越来越差。

2017 年 6 月，这位患者辗转找到我，想试试我的治疗方法。详细查看之后，我用热养生方案帮他调理。半年后，他的精神状态好转，过去一直靠吃降压药控制的血压，在停药情况下，居然也不高了。2018 年 6 月他去医院复查，各项指标都很好，全家都非常高兴。于 2018 年 6 月 27 日刚好调理一周年的时间，他带着家人专程从浙江赶来感谢我。

其实我的调理方法非常简单，仍然是扶助人体阳气的热养生方法，具体有以下方面。

①戒除寒、凉性质的食物。

中医认为生命就像一艘不停向前航行的船，生病（癌症也一样）就像船身在行驶中发生的不平衡，也就是阴阳（寒热虚实）的不平衡。只要身体平衡，生命就会继续向前行驶，完成它的历史使命。癌症病人大多在发病前爱吃寒、凉性质的食物，基础体温都会比正常人低一些。生病是不良生活习惯造成的。生病了，就要改变生活习惯，戒除寒、凉性质的食物，多吃性平、性温、性热的食物。

②积极合理地运动。

每天在温和阳光下运动至少40分钟以上，运动是增加身体的阳气，让阳气运化加快的行之有效的方法。所以癌症病人必须要运动，只是这个运动不可过于剧烈，以免损伤气血，以运动到微微出汗和舒服为宜。坚持下去，自然会增加人体的阳气和免疫能力。

③坚持泡脚。

人体双足上的穴位有66个，约占全身穴位的1/10，因此，脚又号称人体的第二心脏。以42~45℃温暖舒适的热水泡脚可以供给它能量，增加足部的血液流速和流量，增强新陈代谢，有助于全身的经络和血脉的畅通。

④多喝温开水。

每天至少喝1.5升温开水，避免尿量过少、过浓，不能及时把细菌等有害物排出体外。有研究显示，在一定时间内喝下约两杯水后，人体内的新陈代谢会加快30%。按照这一研究结果，每天喝下1.5升的水，每年能多燃烧掉17400卡热量，减掉约3千克体重。

⑤每天喝生姜大蒜等阳物做成的汁。

生姜大蒜等阳物做成的汁通过清除血管内壁的油脂和斑块从而软化血管，恢复血管弹性；降低胆固醇和三酰甘油、降低血液黏稠度，从而提高血液流速，从根本上清除血液里的这些垃圾，使身体恢复到最佳的生活状态。

⑥最后还有一个很重要的恢复阳气的方法——"爱"。

人类有很多的情绪，诸如嫉妒、憎恶、恨、贪恋、执念等，这些都是消耗阳气的。唯有爱是让人增加阳气的。很多时候得癌，是因为缺少爱。也有种说法是因为自私，因为不爱他人，只想到自己。如果人们能够去爱，能够放下一切的憎恨，放下一切的纠结和烦恼，这种阳气生成的力量，往往有强烈的效果。

说白了，我的调理方法就是重点抓住一个字"热"，让身体热起来，让心热起来，什么病都会离你远远的。

# 第四章

# 正确饮食是提高体温的基础

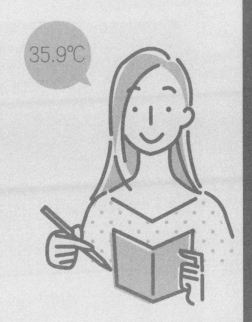

35.9℃

造成现代人体温降低的主要原因之一是寒凉。很多人不知道寒凉的体质是怎样的，但却能发现自己有全身发凉、胃里冒凉气、脸色发青、手脚冰凉、吃香蕉和西瓜就会拉肚子、舌苔白厚的情况。这些就是身体寒凉造成体温下降的表现。有人会说，我很重视保暖，为什么还会觉得身体发凉？多数寒凉的问题与日常饮食有关！人们每天都要进食、饮水，可是很多人并不在意入口食物的性质和作用。

## 调理实例

在一次看诊中，遇到一位女性患者，30多岁，不明原因头晕了2月余，吃了不少药也没有明显好转。测了下体温，只有 36.1℃。问一下她的生活、饮食习惯、吃穿住行，她说她最近在减肥，不吃米饭，只凉拌些空心菜、黄瓜类蔬菜或者吃些香蕉、火龙果等，现在回想起来，就是减了一段时间后开始出现头晕的。我告诉她，不吃米饭哪有力气减肥？米饭是气，你没气了还吃那么多寒凉食物，不晕才怪。我让她先别吃寒凉食物，好好吃米饭，每天热水泡脚、泡手到头上出汗。一周后患者告诉我，她好了。没有吃一片药，就是这么简单。

还有一个 10 多岁的小朋友，经常拉肚子、手脚冰凉、一量体温，只有 36.2℃。他妈妈说他非常喜欢吃雪糕，基本每天要吃。拉肚子是身体发出的警告。这种情况，同样不需要吃药。只要戒除寒凉食物、喝老姜红糖水、每天泡脚、边泡边用热水袋捂住肚子，自然就会好。小朋友回家后照着做，果然不拉肚子了，体温也上升了。

所以，我们生活中的饮食习惯非常重要，现代人夏天日日夜夜吹空调、吃冷饮，普遍都体寒，不能再多吃空心菜、苦瓜、丝瓜、西瓜、香蕉、猕猴桃等寒凉的食物，这些会让我们凉上加凉。病从口入，不仅指吃了坏的东西，也指吃了不适合我们的东西。

那么平时吃要注意些什么呢？我把平时常见食物按属性整理分成性平、性温、性热、性凉、性寒五大类，这五类食物，都有自身的长处与短处。根据现在人的生活习惯，我建议，在夏季人们可适当吃些性凉的食物，而寒性的食物不吃或少吃为好。但是，假如人们可以做到不用空调、冰箱，倒也可以少量食用寒性食品，然而这几乎不可能做到。如果身体不是很好，又不是很清楚自身的身体情况，还是吃性平、性温的食物为好。特别是女性，吃多了寒凉食物会导致宫寒等一系列的问题，如痛经、月经紊乱、不孕等。

# 第一节
## 胃好才能体温高

现代人生活在快节奏的社会中，许多年轻人或因工作废寝忘食，或因生活习惯不好而饮食不规律，以前中老年才会发生的胃病也就提前找上门了。胃病，是一种非常常见的疾病，每个人都有可能患上胃病或出现腹胀、胃脘堵闷、食欲不振、胃痛、餐后饱胀、反酸等胃部不适症状。年轻人以胃炎、溃疡多见；中老年人以溃疡、慢性萎缩性胃炎多见；教师、记者、司机等职业更是成为胃病的"灾区"。

**调理实例**

我在遇到吴院长前人生状态是特别差的。一直被胃病困扰着，饿了胃疼、饱了胃疼、吃了胃疼、不吃胃也疼。都怪自己学人家减肥——不吃主食，早上只喝酸奶，午餐晚饭只是黄瓜、西红柿、水果沙拉。人是瘦了一点，但是"减肥食谱"坚持没多久，脸色变得蜡黄蜡黄。胃也出现了问题：反酸、胃胀、胃痛。去医院检查出胃炎，自从那之后，胃病就张牙舞爪跟着我了，一不留神就发作。之后认识男朋友，一起吃了几次饭，我就成为他嘴里"挑食"的那个人，一直嫌我挑三拣四。倒真不是我挑食，是我的胃都不能消化这些美食。稍不注意就反酸、胃胀、胃痛，吃不了油、吃不了辣、吃不了硬的、吃不了冷的……一吃就出问题。男朋友对胃病没什么概念，关心我只会让我多喝喝水、让我不要再挑食了。每次胃痛发作找他诉苦，也只在微信里象征性关心我一下。他妈妈还一直嫌我太瘦，又闹心我有胃病，担心身体不好生孩子有影响，因此不是很待见我。为此我伤透了心，吵了好几次。胃病又是一种"心情病"，心情一不好，身体那种胃肝心连带着一路抽疼上来，那种胃痛感会让人瞬间变得又脆弱又消极。两人闹着闹着感情都被耗光了，渐渐淡了也就分了。

接触了吴院长的"人体健康5S保养"理念，我才明白自己胃病的根源是吃得太寒凉，当初为了减肥什么黄瓜、西红柿胡乱塞进胃里，导致寒邪伤胃，体温也越来越低。

后来我开始严格按照吴院长的方法进行调理，一个星期效果就显现出来了。吃饭不胃胀、不反酸。一个月后，感觉自己的胃好了很多。3个月后，去医院检查做胃镜，溃疡已经好了。现在吃饭时胃痛再也没有发作，脸色也红润了许多。基础体温由原来的36.3℃到现在的36.6℃。吴院长的热养生方法改变了我的人生，不堪回首的"胃痛史"已成为过去式。

一位"90后"患者

**以下症状可以看出胃有毛病**

① 疼痛。表现形式为隐痛、刺痛、绞痛。

② 气胀。感觉就是肚子里气相当多，鼓鼓的感觉，用手敲的时候会发出"嘭嘭嘭"的声音，在轻微活动后，还有可能出现打嗝等现象。

③ 食胀。吃一点点就觉得饱了，经常有胃胀的感觉。

④ 舌淡无味。对味觉不敏感。无法尝出饮食滋味，多伴有食欲不振等症状。

⑤ 口苦。指不吃食物时嘴巴里经常有苦味的感觉。

⑥ 面色黯淡。面色常萎黄、皮肤表面没有光泽。

⑦ 舌苔口气异常。舌苔黄，嘴里有异味，时间久后，

舌苔转淡，但晨起后仍有酸臭的口气。

⑧恶心呕吐。饮食失常、寒温不适引起的胃病，容易造成患者恶心呕吐。

⑨打嗝嗳气。跟情绪有关，或者因吵架、压力过大等导致的胃病患者容易出现这样的症状。

⑩胸闷。以自我感觉气不顺、气滞于胸为特征，多见于脾气暴躁者、情绪不佳的患者。

⑪反酸烧心。不经意间的一个打嗝，一股带酸味的消化物就涌到了喉咙里、嘴巴里，吃过饭后常出现反酸，感觉食管好像有一把火在燃烧。

⑫乏力、四肢无力。胃病的人容易体虚，常感觉乏力，不想动，四肢出现无力感。

⑬黑便或血便。体检可出现大便潜血阳性，或肉眼可见黑便、便中带血。

如果你有出现上述症状，就表示你的胃有问题了。在讨论怎样防治胃病之前，我们先分析一下，胃病是如何形成。

第一，日常作息和饮食不规律。在该吃饭的时候不吃饭，胃里分泌出来的胃酸没有食物去消化，就会将胃黏膜灼伤。此外，长期吸烟和饮酒、饮用咖啡和浓茶，吃不利消化及酸冷、油腻、辛辣等对胃有刺激性的食物或药物，同样会损伤胃黏膜，造成胃痛，形成胃炎。

第二，长期进食寒性食品，喝冷饮或胃部感受寒邪。脾胃被寒邪所遏而不得舒展，气机阻滞，血液运行不畅，就会导致胃痛突然发作，胃部往往有畏寒喜暖的表现。如果患者气血失调，会减缓胃黏膜的修复速度，日久可造成胃溃疡、胃出血甚至胃穿孔。

第三，过多进食肥甘厚味或暴饮暴食。饮食不节使痰湿内生，致胃气中阻，气滞血瘀，使得胃内食滞不通，不通则痛。

第四，长期抑郁，情志不舒。抑郁则肝气郁结不得疏泄，气郁伤肝，横逆犯胃，导致胃痛。

胃病三分靠治七分靠养，保养好我们的胃就要对着胃病形成的病因，一样样纠正不良生活饮食习惯。首先要忌生冷、油腻、辛辣、煎炸以及寒凉食物。建议吃一些细软、清淡易消化的食物，按中医的说法就是要进食温补、调理气血、健脾暖胃、消食导滞、疏肝理气、通畅胃气。

脾胃出现问题也会影响到身体的其他方面，我给大家举个例子。

**调理实例**

> 有位女战士，6个月不来例假。去看妇科，吃了药，例假来了，但是药一停，例假又不来了。我看她舌象，判断她是脾胃虚弱，体温只有 36.2℃，通过问诊了解到她为了苗条，不好好吃饭，晚上又经常站岗，半夜还喝冰饮料。我让她先调整饮食作息养护好脾胃，没做其他的处理，一个月以后例假就正常了。

许多疾病都是因为脾胃不好，吃进去的东西不能好好地吸收，造成了气虚、血虚。所以在调理身体时，时刻要抓住脾胃这个主线。脾胃好，体温自然会升高。

再举个真实的例子。我之前看过一个病人，他是位导演，受慢性荨麻疹困扰多年。

**荨麻疹**

荨麻疹是很常见的一种皮肤病，俗称风疹块，是由于皮肤、黏膜小血管扩张及渗透性增加而出现的一种局限性水肿反应，可伴有恶心、呕吐、头痛、头胀、腹痛、腹泻，甚至胸闷、不适、面色苍白、心率加速、脉搏细弱、血压下降、呼吸短促等全身症状。荨麻疹的病因非常复杂，特别是慢性荨麻疹。常见原因主要有：食物及食物添加剂，吸入物，感染，药物，物理因素如机械刺激、冷热、日光等，此外还有昆虫叮咬，精神因素和内分泌改变，遗传因素等。所以西医治疗荨麻疹，一般都是用抗组胺类药物（像苯海拉明、雷尼替丁、氯雷他定等）或者是糖皮质激素（泼尼松、地塞米松等）。这些药物大多能缓解急性症状，然而并不能彻底解决问题。急性荨麻疹治疗不当反复发作时就会转变成慢性荨麻疹。

这位导演的荨麻疹时好时坏，吃药虽能减轻但总没法断根，渐渐由急性转变成慢性。

在诊断的过程中，我们经常被一些表象所误导。要学会透过问题看本质，去解决最根本的问题。为什么这名导演会得荨麻疹？要从病人本身去找原因。经过一番问诊，我发现这个导演的脾很虚，身上湿气很重，血管堵得厉害。这当然跟他的生活习惯有关，当导演，熬夜加班是常事，经常大半夜去喝啤酒吃烧烤，又经常吃一些寒凉的食物。这些导致他基础体温低，免疫力低下，阳气不足，脾胃虚弱。而脾胃虚弱的人，脾胃的运化功能不好，无法将体内的水谷之气和水液运送到全身各处，就是说，该吸收的没吸收好，该排出的没排尽，导致了水湿内停。此外他的基础体温也很低，基础体温低，免疫力就低，所以他的荨麻疹一直迁延不愈。如果不从根本上进行治疗，可能他这辈子都要一直跟荨麻疹抗争了。对于他的治疗，我从脾胃着手，着重于先调理脾胃，脾胃运化吸收变好了，基础体温才会慢慢提升。按这样的方案，他调理了一个多月，体温从原来的36.2℃升到36.6℃，荨麻疹的症状也好转了。调理成功的根源在于利用人自身的免疫力去战胜疾病。人体是很神奇的，本身具有强大的自愈能力，有的时候这种能力减弱，人就会生病。很多人一生病就去打消炎药、抗病毒药，这些药物在消灭细菌、病毒的时候，同样也会损害我们自己体内的有用细胞，杀敌一千自损八百。热养生的根本理念则是提高自身基础体温，从而提高自身免疫力。那么，怎么调理脾胃呢？

具体来说调理脾胃在饮食上要注意以下几点。

①要戒除寒凉饮食，忌食油腻厚味等的食物。

②选择可以疏肝、理气、健脾、暖胃的食材。例如田七就是非常好的中药食材，可以和其他食材一起煲汤食用，温热胃黏膜、补血养血。

③有胃病的朋友还可以多吃馒头等面食类食品，慢慢嚼，慢慢吞，配点温水，可能吃下去几分钟后胃就舒服了。

④多吃补气补血的食物，如桂圆、土鸡蛋、姜红糖等，胃出问题的可能性就会小很多。若是脾胃消化能力尚可，还可加上3~5颗红枣；脾弱胃寒者不放红枣，或少放红枣，因为红枣滞气，不易消化，吃多要伤胃的。

胃病就是三分治七分养，要想养好胃，我们靠饮食的方法来解决是最佳选择，养好胃从今天开始。

下面推荐大家一道菜，给你的胃最好的呵护——山药薏米芡实粥。

### 山药薏米芡实粥

食材准备：山药1根（约300克），炒薏苡仁50克（普通薏苡仁是性凉的，买回来需炒一下中和属性），芡实40克，大米100克。

制作过程：山药削皮、切段，炒薏苡仁、芡实、大米分别洗净备用。先将薏苡仁小火炒至七成熟，再往锅中倒入1.5升清水，大火烧开后加入芡实、大米、山药继续煮40分钟即可。

推荐理由：山药薏苡仁芡实粥补气血、健脾胃的功效是非常好的，中医认为脾胃为后天之本，气血生化之源。所以把脾胃调养好是健康的根本！山药被称为"神仙之食"，《神农本草经》列为上品补益药，薏苡仁被称为"益寿的仙丹"，芡实则在医书中记载"久食延龄益寿"。此粥受到众多知名医家的推崇，不仅调和脾胃，还可以补充气血。

# 第二节
# 气虚、血虚要怎么吃

 **气虚**

据我的统计，都市白领中气虚的人约占总人数的30%左右。有些是因为先天气不足，如孕育时父母体弱、早产等，大多数是因为饮食不当，吃了过多寒凉食物、偏食、厌食等导致的气虚。

**气虚体质表现**

①身体肌肉不发达。

②喜欢安静，懒得动，容易感到疲乏，总想坐着或躺着。

③活动量稍大，或者进行稍微运动后就觉得累，容易出虚汗。

④平时说话声音较低，感觉没有力气说话，或者说话时感觉上气不接下气。

⑤容易感冒，特别是当天气变化或季节转变的时候。

⑥有的会面色萎黄或淡白，目光较无神，比较健忘。

⑦舌色较淡、舌苔较白。

⑧女性例假时间短（少于5天）、例假推后（例假周期以28天为准）。

有上述4种表现的人，都属于气虚。

## 气虚体质饮食建议

对于气虚体质者，饮食上注意以下几点。

①饮食要戒除寒凉。多吃补气益气、易消化、性平味甘的食物。

谷薯、杂豆类：黑米、糯米、粳米、山药、马铃薯、红薯、栗子、黑豆、大豆、白扁豆。

蔬菜、野菜类：韭菜、胡萝卜、大蒜、大葱、姜。

水果类：樱桃、荔枝、桂圆。

菌菇类：香菇、木耳。

干果类：核桃、花生、芝麻、松子、莲子（去心）、芡实、大枣。

畜禽类：牛肉、羊肉、鸡肉、鹌鹑。

水产类：桂鱼、鳝鱼、泥鳅、鲈鱼、虾、海参、鲫鱼、鲤鱼、鲢鱼、黄鱼、比目鱼。

蛋类：鸡蛋等。

**2** 每天喝的温开水量要达到1.5~2升。

## 居家小药膳

先教大家做两道非常好的补气早餐。

### 山药羹

食材准备：山药150克，鸡蛋2粒。

做法：山药洗净去皮，拍成糊状，冷水开火将山药糊下锅一起煮，等锅中起大泡套小泡时打入鸡蛋并搅拌，加入切好的葱花，起锅后食用。

注意：肠胃特别不好的人，可以不放油，把山药先干炒一下，再加水煮。

### 南瓜羹

食材准备：南瓜100克。

做法：南瓜洗净切块，放入带煮熟功能的破壁机或豆浆机内，加入少量大米、适量水，打好后饮用。

再推荐一道适合气虚体质的人吃的菜——羊肉粥。

**羊肉粥**

食材准备：羊肉150克，粳米100克，盐5克，胡椒粉、香葱花、姜丝适量。

做法：新鲜羊肉洗净后放入沸水中焯5分钟捞出备用。将焯好的羊肉切成1厘米的小方块，与粳米同入砂锅内加水煮，等粥煮成黏稠状时调入盐、胡椒粉、香葱花、姜丝即可。

推荐理由：羊肉性温、补气，粳米也有补脾胃、养五脏的功效，具有益气补虚、温中暖下、壮骨健脾等作用。

有个著名的演唱家来厦门开个人演唱会，准备了半年时间，可是，临近演唱会不到半个月，出了问题，他失声了！唱不了，我让他用艾叶水泡脚，每天早上吃山药羹，中午吃南瓜，并且早晚用艾叶水漱口，5天后他就能出声了，演唱会成功举办。

## 二 血虚

血虚的人有两方面原因：一是生成不足，二是损耗过多。血同气一样，大多都是由脾胃吸收饮食营养而化生。

如果饮食结构不合理，或饮食过少，或有不良饮食偏好，会导致造血原料不足形成血虚体质。

**血虚体质的表现**

①头晕，起床或起立过快时，易出现目眩。

②心慌、失眠多梦，易头痛、头昏、耳鸣、记忆力减退。

③怕冷不怕热，身上疼、脚后跟疼、腰椎颈椎疼痛、手足麻木、易抽筋，容易疲倦，多汗。

④面部没有光泽，冬季皮肤干燥瘙痒，口唇、牙龈及指甲等颜色淡白，容易脱发。

⑤厌食、消化不良，总是感觉腹部胀满、容易消化道溃疡、便秘。

⑥身体抵抗力低，易过敏，易感冒。

⑦性格内向、胆怯，注意力不集中，容易烦躁、爱生气。

⑧面色淡白或萎黄，唇舌淡白。

⑨女性容易痛经、月经提前，量特别多。

⑩睡觉多梦，醒后不解乏。

有上述6种表现的人，是血虚。

女性较容易血虚，因为女性失血机会比男子多。如月经、妊娠、分娩、哺乳等，都伴有血液或铁元素的丧失而造成血虚。过度追求瘦身而盲目节食，或长期使用抑制食欲的药物，或滥用泻药，都会造成血虚。另外，造血功能随年龄增高而减退。人过45岁后，造血系统活跃度降低，所以古人形容青年人血气方刚，而到了老年血气之力则会逐渐衰少，所以"血虚"在老年人群体也相当多见。

### 血虚体质饮食建议

对于血虚体质者，调补原则是益气养血。要吃营养丰富、性平偏温、具有补血养血作用的食物，还要注意多吃些铁元素、蛋白、维生素C含量高的食物，忌食生冷寒凉的食物，多吃温补食物。

### 温补作用的食物

| 谷薯、杂豆类 | 糯米、黑米、红米、红豆、赤小豆、黑豆、蚕豆 |
| --- | --- |
| 蔬菜、野菜类 | 胡萝卜、莲藕（熟） |
| 水果类 | 桂圆、樱桃、葡萄 |

| | |
|---|---|
| 菌菇类 | 黑木耳、香菇 |
| 干果类 | 红枣、黑枣、桂圆干、紫葡萄干、红皮花生、花生、芝麻、核桃 |
| 畜禽类 | 乌鸡、牛肉、羊肉、动物肝脏（猪肝最佳） |
| 水产类 | 乌贼（墨鱼）、虾 |
| 蛋类 | 蛋黄 |
| 调味品类 | 红糖 |
| 花、茶类 | 枸杞 |
| 有补益作用的中药 | 阿胶、当归 |

**居家小药膳**

每天饭后吃三五粒煮熟的红枣作为餐后甜点（脾胃消化力不好的人不能吃红枣）。

先教大家做一道补血早餐——红枣鸡蛋汤。

**红枣鸡蛋汤**

食材准备：1个土鸡蛋，15个桂圆干，1包老姜红糖，3个去核红枣（脾胃不好者不要）。

做法：把桂圆干、去核红枣及去壳鸡蛋放入碗中，加入适量的水，隔水炖，水开后小火炖20分钟，再加入老姜红糖。

再推荐一道适合血虚体质者吃的菜——当归田七乌鸡汤。

## 当归田七乌鸡汤

食材准备：乌鸡1只，当归15克，田七5克，去皮生姜1块。

做法：把当归和田七放进清水中浸泡清洗，把乌鸡装进一个合适的容器里。把洗好的当归、田七、生姜一起码放在乌鸡上。加入适量的清水，清水一定要淹过乌鸡，然后盖上盖，隔水炖，大火烧开后转小火炖3小时。

推荐理由：当归是非常好的活血养血食材。生姜可以温中散寒，促进血行。乌鸡有滋阴、补肾、养血、填精、益肝、退热、补虚的作用，这道菜有非常好的益气补血的作用。

一位34岁的女性，有天在洗澡时突然晕倒，送去医院检查体，没有其他显著异常的指标，仅仅是血红蛋白的值特别低，只有36克/升（成年女性血红蛋白正常值为100~150克/升），于是医生建议输血，医院准备做骨髓穿刺以进一步检查，家人没接受，在患者清醒后就安排出院，到我这里求治。我仔细看了她的入院检查，注意到体温只有35.8℃，且没有其他严重的病症，就采用热养生的方法给她治疗。主要是每天吃红枣阿胶和当归田七乌鸡汤。2个月后患者体温升到36.4℃，血红蛋白升到了98克/升，其间也没有再昏倒过。我让她继续按热养生的方法调养身体，又过了2个月，患者的血红蛋白也回到了正常值。

# 第三节
## 喝水也能让体温升高

我们生活中最离不开的就是水，我们每时每刻都在用水，没有水就没有生命。那么你对水的认识有多少呢？

人体大部分是由水组成的，婴儿期水占80%~85%，青年期占70%~75%，中年期占60%~65%，老年期在60%以下，最低不会低于50%。即一个70千克的人体内有42千克左右的水。随着年龄的增长，人体内的水分在不断流失，直至衰老、死亡。

　　水和健康生命的关系是这么密切，值得我们重视。现实中许多人不懂得正确地喝水，有的人甚至根本没有喝水。我在平时的工作中发现，绝大多数高血压、糖尿病患者在发病前几乎不懂得正确喝水。问他们有喝水吗，他们都说有，再问他们是不是喝温开水，他们说白开水难喝，都喝茶。现在人生活水平上升了，来了客人都是泡茶，不像过去，来客人都是递一杯白开水。我反复跟他们说，茶不能代替白开水，对人体最为有益的就是白开水。

## 水对人体体温的重要性

　　水是调节体温的重要介质。当环境温度低于体温时，为了维持身体温度保证正常生理活动，体内水分会因毛孔缩小减少蒸发而更多地保留在体内；当环境温度高于体温时，水分就会通过扩张的毛细血管呼吸孔排出体外，从而降低体温。

　　水是血液最主要的成分。水能促进血液、组织液的循环，降低血液的黏稠度。

运动中喝水能够防止肌肉抽筋，润滑身体关节。如果体内有足够的水分，运动的强度可以更大，时间也可以更长，这有利于我们更好地通过运动提高体温。

## 如何正确地喝水

### 喝多少水

《中国膳食指南》建议每日饮水量女性是1.5升，男性是1.7升。一般来说，一个人每天喝的温开水不能少于1.5升。因为一个人每天的排尿量在1.5升左右。此外，还有排汗、唾液等，所以1.5升的进水量是最低要求。有些人体内血管已经拥堵得很严重，此时1.5升的进水量是远远不够的，建议每日最少要喝2升的水。具体饮水量要根据实际情况，从多个角度考量，体重只能作为一个简单的初步判断。假如一个人是标准体重，每天1.5升水即可。但是，假如体重标准但血管拥堵严重，就需要2升；假如肥胖、体重超标、血管拥堵严重，那么需要2.5升。

### 应该喝什么样的水才最好呢

现代人要养成喝温开水的习惯，水的温度与人体体温接近为佳，建议喝38℃左右的温开水。若饮用的是冷水冰水，人体自身还需耗费能量去将冷水加热。这个过程会吸收人体的热量，造成体温下降。

温开水建议用保温杯来装。比如说晚上睡觉前把开水装进保温杯里面，但不能装满，要剩一定的空间。这样的话，开水在杯子里一会儿就会变成水蒸气，蒸发到杯顶部。过一会儿，水蒸气遇到盖子，凝结成水往下掉。这样子杯子里的热水就不停地在汽跟水之间转换。这对应的是中医里的阴阳转化。水就是阴，气就是阳，阴阳之间在不停的在变化。

再次强调，饮料不可代替温开水。饮料是饱和液，带不走体内的垃圾。

 ## 喝水有哪些技巧与学问

### 喝水时间

可以分段安排，比如：起床时喝水量约350毫升、上午喝350毫升、中午喝水量约250毫升、下午喝水量约350毫升、晚上再喝200毫升。睡前最好不要喝水，但是可以在床

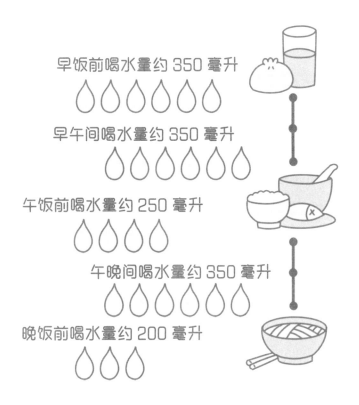

早饭前喝水量约 350 毫升

早午间喝水量约 350 毫升

午饭前喝水量约 250 毫升

午晚间喝水量约 350 毫升

晚饭前喝水量约 200 毫升

头准备一杯水，关键时可以救急。许多高血压的老人平时不喝水，积累到一定程度，到夜里突然非常口渴，猛地起来找水喝，结果就发生意外。假如在床头放一杯水，可以避免意外发生。

要注意，每天喝水量不可大于6.5升，因为喝太多水也会引起水中毒，容易引起低钠、低钾血症。

# 第五章

# 合理运动是提高体温的最佳途径

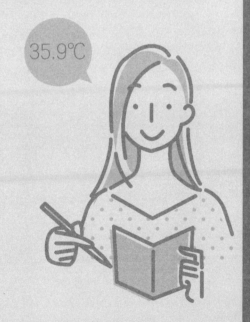

35.9℃

从中医角度看，阳气为生命之本，运动是提高体温的最佳办法。运动可升阳，阳气升发，提高体温，生命力自然旺盛。从现代医学角度看，人在运动过程中体温升高，加快新陈代谢的速度，提高人体吸收营养物质的转化能力。但是每个人体质不同、运动方式和方法都不一样，如果不根据自身体质盲目运动，对我们的身体有害无益。

**调理实例**

有位潘女士，今年 28 岁，十分爱美。疫情复工后，站上电子秤的她发现自己重了 2.5 千克，"天气越来越暖和，脱去冬衣，一点儿肉都藏不住！"想到这，她下定决心减肥，给自己制订了一周 4 次的节食运动瘦身计划，计划中包括不吃主食、跑步、健美操等训练。计划总是赶不上变化，幻想变瘦变美的潘女士刚运动两周，就感觉自己的身体有些"不对劲儿"。"浑身酸痛、疲劳、出虚汗，膝关节有些疼，没什么胃口"。她怀疑自己生病了，赶忙来找我，我了解她的情况后，告诉她，你这是运动不当造成的！她疑惑不解，运动不是好事儿吗？怎么还有害处呢？我分析给她听，她本身就是气血两虚的体质，还节食不吃米饭，导致气更虚了，再加上突然间的高强度运动，所以会出现疲劳、出虚汗、膝关节疼的症状。她听了我的话，恍然大悟，根据自己的体质调整了运动的方式方法，果然好了。

现在大多数的都市白领因为工作性质等原因较少运动，再加上长期不自觉地进食一些过于寒凉的食物，造成基础体温低、气血不足、体质虚弱，这样，血流就变得缓慢，血液中过于黏稠的脂肪就容易在血管破损处沉积，最终形成动脉粥样硬化和血管堵塞，血管一堵塞，许多疾病就来了。这篇和大家讲讲如何根据自身情况合理进行运动锻炼。

# 第一节
## 通过运动改善脾胃功能来提高体温

胃，天生热爱运动。食物刚吃进嘴巴，它就开始做热身运动，并且无论食物大小，只要牙齿给力，它都能照单全收。正常人空腹时，胃的容量仅50~100毫升，进餐后可达1.2~1.6升，甚至2升，它能接纳大量食物，而不会使胃内压力显著升高。不知道大家有没有见过石磨，它是由上下两块圆石盘做成的，人们用它来研磨玉米、小麦。我们的胃就好比石磨，每天孜孜不倦地研磨食物。

胃有一层很厚的肌肉层，而这个肌肉层由内向外可以分为斜形肌肉层、环形肌肉层和纵形肌肉层3层。胃就是经由这3层肌肉来搅拌、研磨食物。食物进入胃以后，胃的肌肉层就会开始收缩，借由肌肉的收缩作用能将食物搅拌、混合、研磨等初步加工。然后，食物会到达胃窦部，以接受进一步的加工。胃窦部的肌肉层更厚、收缩更有力，而且此处的胃内腔空间更小、压力更高，能将食物研磨成体积更细小的食物。从胃部进入十二指肠的食物的直径几乎不足1毫米，通常称之为糜状食物。胃会受情绪影响，当身体充满负面情绪（恐惧、紧张、郁闷）时，胃壁上的平滑肌会变得很僵硬，正常的蠕动受阻，导致食欲不振。如果人体基础体温低，血液流通缓慢，胃部肌肉层血供不足，也会消极怠工，久而久之就会落下胃病。

### 脾胃虚弱有什么表现

① 外形上体型消瘦。

② 面色偏土黄，气色差，肤色没光泽。

③ 食欲减退、挑食、打嗝，吃很少就饱了，或者食物不容易消化而出现腹胀腹泻，大便干燥，或者口腔异味等。

④ 有的人表现为反复咳嗽。

我曾经为一个劳模调理身体，他长年都在反复咳嗽，看了不少医生，也吃了不少止咳、消炎药，就是未见好转。经过检查，我发现他其实是因为脾胃不好而引起的反流性食管炎造成的咳嗽。果然，当我治好了他的胃病后，咳嗽也随之而愈。

⑤ 有的人表现为胸口痛。

很多人因为胸口闷痛，以为自己得了心脏病，去看心血管科，怎么也查不出问题，这也极可能是因为脾胃不好，消化液反流到食管造成的。

> **知识分享**
>
> ## 食物在人体内消化过程
>
> 食物从口腔进入，之后通过食道进入胃里，然后进入肠道，经小肠、大肠、直肠，最终排出体外。口

腔主要负责把食物咀嚼磨碎并由唾液湿润，便于吞咽，有少量淀粉会在唾液淀粉酶的作用下分解为麦芽糖。进入胃里后，胃液有较强的酸性，可以激活蛋白酶并在进入小肠后促进胰液素的分泌，从而促进胰液、胆汁和小肠液的分泌。胃的消化能力主要是将一部分蛋白质降解。小肠是消化过程最主要的阶段，胰液呈碱性可中和胃液，其含有胰淀粉酶、胰脂肪酶、胰蛋白酶、糜蛋白酶、核苷酸酶及脱氧核糖核酸酶等，是各种消化液中最重要的。胆汁能够促进脂肪的乳化和分解。小肠液可以促进蛋白质的消化。大肠基本不参与消化，其主要功能是为消化后的食物残渣提供临时贮存，大肠液主要保护肠黏膜、润滑粪便。

食物在人体内吸收过程是什么样的呢？

食物在口腔和食道内不被吸收，虽然口腔能将一部分淀粉降解，但口腔并不能直接吸收分解后的麦芽糖。胃对食物的吸收也很少，平时一提到消化吸收就想到胃，其实是人们的普遍误区。小肠才是最主要的食物消化和吸收器官，食物消化后的糖类、脂肪、蛋白质、维生素等都是在小肠部分完成。

总结一下，胃的主要作用：第一，储存食物功能，人们在进食的时候，胃底和胃体部的肌肉产生反射性的舒张，而幽门是关闭的，这样食物就会暂时停留在胃内进行消化，如果因体温低导致胃部血供不足，胃部肌肉无法正常舒张，就会出现胃胀；第二，消化功能，通过胃的蠕动，以及胃酸和胃蛋酶的分泌，会对食物进行消化，如果体温低导致胃部血供不足，食物和消化液不能充分的混合消化分解，就容易嗳气等；第三，分泌功能，胃具有分泌胃液及胃泌素，生长抑素等功能；第四，防御功能，胃黏膜、屏障、胃酸等都具有防止病原微生物及异物侵入的功能。如果体温低导致胃部血供不足，防御功能就会下降，幽门螺杆菌就容易在病胃生存，从而引发各种胃病。

造成脾胃不好的原因有很多，其中有个重要的原因，就是缺乏运动，特别是缺乏专注力的运动，少运动会造成脾胃功能下降，而脾胃功能下降就不能够吸收能量，进一步造成体温下降。体温下降又会引发胃供血不足，导致胃功能下降。

运动是调养气血必不可少的环节，运动能够让身体增加阳气。升高身体温度、加快运化、疏通经络、促进气血运行。适量的运动对增强消化系统功能有非常好的作用，有助于脾胃将营养物质转化为气血，运动能够加强胃肠道蠕动，促进消化液的分泌，加强胃肠的消化和吸收功能。此外运动还可以增加呼吸的深度与频率，促使膈肌上下移动并让腹肌较大幅度地活动，从而对胃肠道起到较好的按摩作用，改善胃肠道的血液循环，加强胃肠道黏膜的防御机制，尤其对于促进消化性溃疡的愈合有积极的作用。

### 脾胃不好的人应该怎样运动

我针对脾胃不好的人群制定了一套"排水走路"的运动方法，每天按这个方法运动半小时左右，有助于改善脾胃问题。

什么是"排水走路"？就是在走路时，不受外界干扰，把注意力集中在自己双手的中指上，把中指想像为水龙头，边走路边洒水。

运动前要准备好走路时穿的衣物。在"排水走路"时需要穿戴帽子的衣服，为

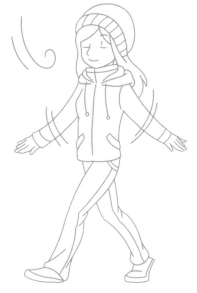

什么要戴帽子的衣服呢？第一，帽子可以把我们颈椎的大椎穴保护起来，风不容易吹到颈部，使颈部保持温暖，避免寒邪入侵；第二，帽子能把耳朵盖住，这样不会受到外面世界的干扰，以便于把我们的注意力集中在手指上。

在走路时眼睛微闭，不要和人交谈、不要看手机、不要听音乐，最好手机都不要带，这样能更好的集中注意力，只想着两个中指在洒水这一件事，想像自己全身的水和不快乐都通过手指头洒到路上。

"排水走路"结束后，稍微休息一下，再喝一杯老姜红糖水，这样就能提高身体温度、让运化加快、增加胃动力，有助于脾胃将营养物质转化为气血。

人一旦脾胃好了，就能够将吃进去的东西更好地转化为能量，体温自然就上升了。

# 第二节
## 通过运动改善气虚来提高体温

现代人去看中医，十之七八都会被医生说是气虚了。

那这个气是什么呢？中医理论中，气是人体内运动不息且极细微的一种精微物质，是构成人体、维持人体生命的基本物质之一。它由肾中的精气、自然界清气和脾胃化生的水谷之气，以及肺吸入的空气几部分结合而成。中医说，肾为生气之根、脾胃为生气之源、肺为生气之主。升降出入是它的基本运动形式。

"气"除了作为一种物质存在以外，还是生命的基始，是万物生机活力的本源，《淮南子·原道训》说："气者，生之元也。"气是生命的本源，因此《管子·枢言》说："有气则生，无气则死，生者以其气。"

气具有推动作用、温煦作用、防御作用和固摄作用。当气的运动发生变化或者失常时，这些功能受到影响，人体抵御疾病的能力就会下降，身体就会生病。

以上所说都是中医的经典理论，可能有些晦涩难懂。简单来说，对于"气"在人体中的作用可以结合"气温"这个词来理解。气温气温，"气"就是"温"，即温度，气若虚了，身体就凉了。若是一个人体温中等或偏高，基础体温在36.2~37.2℃，则说明气较足；若基础体温低于

36.2℃，特别是低于36℃，则气虚。简单理解，可以将温度与气关联在一起，体温高则气旺，体温低则气弱。

### 气虚有什么表现

①怕冷、手脚冰凉，基础体温低。

②容易累不爱动，爬不了楼梯爬不了山，稍微累一点就会呼吸急促。

③不爱说话，说话声音弱得听不清，像隔着一堵墙。

④容易胸闷气短。

⑤小孩子容易尿床、感冒、身体发育不良等。

⑥女性例假量少、时间短（少于5天）、例假推后（例假周期以28天为准）。

有位陈先生，在政府机关工作。正是年富力强的年纪，按理说应当精力充沛，但他却常常感到身上没劲儿，打不起精神。平时不太爱运动，肌肉松软，说话声音低弱，用了麦克风也听不太清楚，发言时讲一会儿就会感到上气不接下气。性格比较内向，也不太愿意主动和别人交流。这种情况就是比较典型的气虚质。

女性气虚呢，通常表现为身体发懒、脸色苍白、容易出汗等。女人气虚容易导致身体的气血循环、新陈代谢等出现衰退的症状，还会导致身体抵抗力下降，容易患上各种疾病。气虚的人一般脸色没有光泽、体力差、少言懒语、容易神疲乏力，还怕冷怕风吹、容易感冒、吃东西容易腹胀且大便不成形。

## 调理实例

去年底王女士来看诊的时候，虽然化了妆，但妆容还是无法掩盖肿胀的眼袋和眼中的疲倦，看上去似乎很长时间没有很好地休息过。

王女士坐下来后，不等我发话，便急冲冲地像倒豆子一般说出来自己的情况：她因为工作的原因一直没有保养好身体，3年前检查出了颈椎病后，一直有接受各种治疗，但是没什么起色。后来更糟心的事情发生了，从两年前开始经常会整个人都很难受，比如突然大脑一阵晕眩，心慌并伴有气短。王女士发现身体的不对劲后很紧张，赶紧去医院检查，结果各项指标基本正常，医生说没有什么问题。可是身体的情况自己才是最了解的，王女士坚持认为自己身体出了问题，然而换了好几家医院，都没能诊断清楚，而她依然会时不时地出现那些症状。

因此，王女士对医生失去了信任，才下定决心来看看。

我听她说完，先让她平复下心情，之后给她测了下体温，才36.3℃，给她舌诊、把脉，认真看她之前在医院里检查的报告单后，我很肯定地告诉她，她所说的身体状况主要是两个原因导致的：一个原因是气虚，另一个原因是颈椎病。即，在后颈处气血上不去，间发性地导致血压升高，这就是为什么王女士会时常出现心悸、眩晕。

王女士听完后，情绪又激动了起来，不过这次是开心地激动。她告诉我，她这两年来，简直就像噩梦一般，明明能感觉到身体不舒服，但是去各大医院检查出来的身体各项指标又是正常的，医生都说没有问题。于是她一度开始怀疑自己，怀疑不舒服的感觉是不是自己所臆想出来的，怀疑是不是自己的精神出了问题，甚至还去找医生开了治疗精神病的药。就连爱人都觉得是不是她的神经有些过于敏感，医生都说了没事，她还非觉得自己身体有问题。如今好了，总算"沉冤得雪"，王女士又开心又难过。开心是因为困扰自己两三年的罪魁祸首终于被找到了，难过是因为自己没有相信女儿的推荐，没有早些过来找我看诊，白白受了两三年罪。

此外也不是所有气虚的人都少气懒言不愿动，这是成人的表现，孩子则完全不同。

3岁以内的小朋友，家长可以仔细观察，如果哭声、讲话声都比较低，肌肉不是很结实。食物的种类稍微发生变化，或多吃一点点，就容易积食、消化不良。这些也是气虚的表现。严重一些的人还会有类似叹气的动作，伸长脖子、吸一大口气，然后整个人就耷拉下来。这就是我们中医所说的"善太息"。出现"善太息"的小朋友，气虚比较严重了，往往会发展为气郁。自闭症或者精神疾病大多跟气郁有关。

如果是大一点的孩子，表面看起来好像精神很兴奋，不用睡觉，但是一旦活动多就容易累，要家长抱；上一会儿楼梯，就要家长拉着或者抱着；说话有气无力懒洋洋的，脸色偏青偏淡。平时很容易出汗，很容易出现偏食、挑食。大便前面比较干，后面比较稀。天气一变，就容易感冒，食欲不佳。这些都是气虚的表现。

一个气虚的人，体温也一定是低的。气与体温密切相关，大家都知道，人断气后，身体会慢慢变得冰凉。

很多气虚的人都不知道自己到底可以做哪些运动，甚至认为气虚就不适合做运动，其实恰恰相反，气虚的人更需要做运动，提高自己的体温就能逐步改善气虚的现象。但是气虚的人必须要控制好运动量，让自己合理的运动，过度运动反而更耗气，会加重气虚的情况。建议气虚的人运动采用低强度、多次数方式，不适合激烈、长时间的运动，需要循序渐进。

### 气虚做什么运动

气虚的人适合做有氧跟无氧相结合的运动。首先，大家需要了解有氧运动和无氧运动的区别。当运动强度比较低时，耗能也小，氧气被输送到组织细胞中，身体内的"燃料"得到了充分氧化"燃烧"，满足运动的能量需要，这样的运动就是有氧运动。有氧运动能够燃烧脂肪，看那些长跑运动员都是瘦瘦的，身上没有什么脂肪，因为长跑是以有氧运动为主。当人们在做剧烈的运动时，比如

100米跑，12秒钟左右就已经跑过了终点，跑动中吸入的氧气，根本还来不及到达细胞当中去参加"燃烧"的活动。也就是说，新吸入的氧气还没有充分参与，运动就已经结束了，这样的运动就是无氧运动。无氧运动能够刺激肌肉增长，短跑以无氧运动为主。看那些短跑运动员，腿部的肌肉都非常发达。

**要怎样合理地结合有氧与无氧两种运动**

我教大家一个"11分钟"运动法，非常适合气虚的人练习。运动前要先做准备活动，拉伸完身体后，就开始快跑。用尽全身的力气，达到最快速度，一口气跑完了后，用1分钟放松下，再慢跑10分钟，等全部跑完后，立即喝一杯老姜红糖水。这时，你测量下自己的体温，会发现体温很高，这样说明运动效果比较好。

通过"11分钟"有氧跟无氧相结合的运动，再结合营养与规律作息，气虚的情况能慢慢改善。气一足，体温也自然上升，体温上升后，也能改善气虚的症状，这就形成了一个正循环。

# 第三节
# 通过运动改善血虚来提高体温

中医里所说的"血"并不仅仅指人体内流动的液体，包含了更广阔的含义。《四圣心源·精华滋生》指出"水谷入胃，脾阳磨化，渣滓下传，而为粪溺，精华上奉，而变气血。"血是人类摄入食物后所吸收的营养物质的总称。食物进入胃后，经过消化分解成为支持生命新陈代谢的重要原料、营养物质，即为津液，津液从经络渗入血脉之中，成为化生血液的基本成分之一。津液使血液充盈，并濡养和滑利血脉，让血液环流不息。

血对人体最重要的作用就是滋养，它携带的营养成分和氧气是人体各组织器官进行生命活动的物质基础。血充足，则人的面色红润，肌肤饱满丰盈，毛发润滑有光泽，精神饱满，感觉灵敏，活动轻松自如。相反，血不足，则面色晦暗，皮肤粗糙，毛发枯黄，精神不振。

### 血虚有什么表现

① 肤弹性很差，嘴唇和皮肤一样干燥、粗糙、没有光

泽、眼窝凹陷甚至眼周出现溃疡，容易脱发。

②注意力不集中容易烦躁、爱生气。睡觉睡不好，不容易入睡，入睡后容易做梦。还会经常感到头昏、耳鸣、头痛、记忆减退。

③厌食、消化不良，总是感觉腹部胀满、容易出现消化道溃疡、便秘。

④身上疼、脚后跟疼、腰椎颈椎疼痛、手足麻木、抽筋。

⑤身体抵抗力低，易过敏，易感冒。

⑥经常痛经，且容易疲倦、多汗、腿脚抽筋。

⑦容易骨质疏松、骨折、骨质增生、身高缩短、驼背、牙痛易出血、牙齿松动、脱落。

⑧女性例假时间长（多于5天）、例假提前（例假周期以28天为准）。

我一个朋友的小孩，上大学了，人非常瘦，脸上长满了青春痘，容易生病，基本每个月都会病几天。我朋友带他来找我，我给他量体温，36.3℃。一问平时生活习惯，爱喝冷饮，打完球就喝一瓶冰可乐。平时住校，经常熬夜打游戏，午晚饭多数都是点外卖。我判断出他是血虚，他还很诧异，认为男性不会血虚。

这是非常普遍的错误观念。很多男性认为血虚只会出现在女性身上，觉得血虚是女性的"专利"。实际上血虚也同样会出现在男性身上。男性血虚的表现一般是脸色苍白或者萎黄，皮肤会变得粗糙，肤色发暗发黄没光泽，有的会出现长斑、长痘的现象。并会有容易头晕、头疼，容易口渴、失眠多梦，手足心热，大便燥结以及小便不利甚至四肢麻木等表现。成年男性由于工作压力大、思虑过多导致精神压力大，再加上生活无规律，导致基础体温低，血液运行不畅。或因脾胃虚弱，饮食营养不足，化生血液的功能减退而致血液化生障碍等均可引起血虚。还有处于生长发育期的青少年，本身身体营养需求大。如果不注意日常生活习惯，经常吃寒凉食物、不运动的话，也容易发生血虚。

调理
实例

有位女士，夫妻俩结婚四年，一直没怀上孩子。去医院检查，医生说她长了个巧克力囊肿，要把这个囊肿切掉才会怀孕，于是她就去做了巧克力囊肿手术。过了半年，还是没怀上。再去医院检查，说输卵管粘连了，又因这个输卵管粘连做了腹腔镜手术，仍未怀上。这样折腾了好几回，不光身体受了很多罪，孩子仍没能怀上，她精神压力特别大，夫妻俩也常因为琐事吵架。

　　我一看她的舌象，典型的寒湿体质，量下体温，体温很低，只有 36.1℃，结合她的主诉，我判断她身体很堵，宫寒很严重。面色苍白，气血都虚，主要以血虚为主。以下是我们的对话。

　　我：平时都喜欢吃什么？

　　她：我吃的都很健康啊，什么油炸食品我都不吃，喜欢吃些黄瓜、青菜、绿豆汤这些。

　　我：吃饭吗？

　　她：为了保持身材吃得很少，饭吃多了容易胖。（身材确实很好，很瘦，但是肚子上肥肉多）

　　我：喝水吗？

　　她：水喝得很少，渴了才会喝。

　　我：运动吗？

　　她：运动啊，我每天晚上都会去湖边散步或者跑步。

　　听完这些我知道了，这个女士是"误入歧途"了。为什么这么说呢！她说吃得很健康，但是吃的都是些寒凉食物。她有运动，但是都在晚上运动，晚上地面阴气太重，这个时候运动，就会把阴气吸入体内，还是在湖边，湿气也很重，运动本来是好事也变成坏事了。我跟她说，如果你相信我，就忘记之前的，按照我说的做。我叫她不要再吃黄瓜、绿豆汤这些了，这些都是寒凉的食物。要戒除一切寒凉食物，只吃性平性温的食物，具体哪些是性平性温的食物，我做了个食物属性表，给她划出哪些能吃哪些不能吃，只要按照表上的吃就可以了。让她每天要在阳光下运动，很多人问，中午 12 点的太阳很大，是不是在这个时候去运动是最好的。中午 12 点去运动容易中暑，是不合适的。因为她主要是血虚为主，不宜做过于激烈的运动，走路这类较为适合。运动时间不要低于 30 分钟，最好能出汗比较好。再配合上泡脚和多喝温开水。

上面几点做法的目的是先提高基础体温，破除体内寒湿然后再开始进补，这样才能补得进去。她按我的方法调理不到一个月，气色明显好多了。

女性因身体构造等原因相比男性来说，相对比较容易血虚。女性血虚很容易就能看出来，比如说脸上暗淡无光、失眠多梦、例假时间长、例假提前等。但是有些女性朋友不知道要怎么调理血虚，只会盲目地吃一些补血的补品，效果也是非常不好的。

我有次看诊的时候，遇到一个电视台的女主持人，她非常优秀，主持过很多节目。我给她看诊的时候发现她血虚了，基础体温也很低，只有 36.2℃。我当时很奇怪，血虚的人会明显感觉精力不足，但我看她每次都能出色地完成任务，主持得很精彩，似乎不应该血虚。于是，我就进一步询问：

我：是否睡眠时多梦？记忆力是否不好？

她回答："是的，每天都有很多梦，记忆力也非常不好。"

熟悉之后，她向我大倒苦水，原来，她都要加倍地努力后才完成好主持工作。现在她觉得自己的记忆力越来越不好。要知道，一台大型的晚会节目，很考验主持人背台词的功力。一个人如果血虚，就会出现血不养心的情况，就会睡眠不好，多梦，同时记忆力会出现问题，还会出现心悸；因为心血不足，血液不足以上供，人还会感到头晕。

这位主持人，血虚已经很严重了。但是她平时化妆，所以从脸色上似乎看不出什么，一旦卸了妆，肤色就显得苍白、暗淡了。因此，分享一个经验，在去看中医之前，一定不要化妆，否则医生看到的有可能是假象，这样会耽误自己的治疗。所以我一般看诊的时候都会特意问："您今天化妆了吗？平时脸色也是这么红润吗？"

一个血虚的人，除了肤色苍白，体温也一定是低的。试想一个贫血很严重的人，身上还能有什么温度？

### 血虚怎样运动

血虚的人在锻炼方面，要注意适度运动，不做剧烈运动。因此，建议血虚的人以"轻、柔、稳"为原则，选择大步走路的运动方式，运动时长可以根据各自身体情况，控制在0.5~1小时。

运动前要先做准备活动以及一些拉伸，有利于全身肌肉的伸展和脏器的适应调整，也可预防对身体不利的因素。走路时要迈开腿大步走，只有大步走的时候才能拉伸我们的膀胱经。膀胱经上的穴位最多，有67个，中医把膀胱经比喻为人体抵御外寒的天然屏障。同时，膀胱经又是人体最大的排毒通道。也就是说，通过走路拉伸、刺激膀胱经后，就可以增加全身的血液循环和新陈代谢。走路结束后休息一下，喝一杯老姜红糖水，进一步增加人体的温度。

值得注意的是，运动以出汗、微出汗和舒服为宜，身体不舒适或感到体力不支时，不能强行锻炼，要根据自身情况适当减量或暂时停止锻炼。另外，很多人认为大清早、大晚上空气好，此时锻炼对身体有益，这种观点并不正确！早上日出前后的时候大地阴气很重，此时去走路湿气很容易进入身体里面。走路最好是在早上8~9点或者傍晚4~5点的时候，在太阳晒过的地方走！

通过正确的运动，就能从生活习惯上促进补血，血一足，体温也就自然上升了。体温一上升，又能促进人体更好地化生血液。

知识分享

## 气血不足的表现

①看眼睛。

看眼睛先看眼白的颜色，如果眼白的颜色变得混浊、发黄，有血丝，这就表明气血不足了。其次看眼神，眼睛随时都能睁得大大的，清澈明亮、神采奕奕说明气血充足。最后看眼周围，眼袋很大、眼睛干涩、眼皮沉重，都代表气血不足。

②看皮肤。

皮肤白里透着粉红，有光泽、弹性、无皱纹、无斑代表气血充足。反之，皮肤粗糙，没光泽、发暗、发黄、干燥发白、发青、发红、长斑都代表身体状况不佳、气血不足。

③看头发。

头发乌黑、浓密、柔顺代表气血充足，头发干枯、掉发、发黄、发白、开叉都是气血不足。

④看耳朵。

耳朵的形状也能反映人的气血。现在人的耳朵小，看上去越来越僵硬，而且形状看上去已有些变形，就连孩子和年轻人都很少能看到圆润、肥大、饱满的大耳朵了，然而在老年人中间却很多见。这说明现在人的身体素质正逐渐变差。

小孩子看耳朵看形态，大人除了形态主要看色泽、有无斑点、有无疼痛。如果呈淡淡的粉红色、有光泽、无斑点、无皱纹、饱满则代表气血充足，而暗淡、无光泽代表气血已经下降。如果耳朵萎缩、色泽发暗、有斑点、皱纹多，它代表了人的气血不足肾脏功能开始衰竭，就要多加注意了。

⑤摸手的温度。

如果手一年四季都是温暖的，代表人气血充足，如果手心偏热或者出汗或者手冰冷，也是气血不足的表现。

⑥看手指的指腹。

无论孩子还是成人，如果手指指腹扁平、薄弱或指尖纤细，都代表气血不足，而手指指腹饱满，肉多有弹性，则说明气血充足。

⑦看青筋。

如果在成人的食指上看到青筋，说明小时候消化功能不好，而且这种状态一直延续到了成年后。这类人体质弱，气血两亏。如果在小指上看到青筋，说明肾气不足。

如果掌心下方接近腕横纹的地方纹路多、深，就代表小时候营养差，体质弱，气血不足。成年后，这类女性易患妇科疾病，男性则易患前列腺肥大、痛风等。

⑧看指甲上的半月形。

正常情况下，半月形应该是除了小指都有。拇指上，半月形应占指甲面积的 1/5，其他食指、中指、无名指应不超过 1/5。如果手指上没有半月形或只有拇指上有半月形的说明人体内寒气重、循环功能差、气血不足，以致手指末梢的血供不充足；如果半月形过多、过大，则易患甲亢、高血压等。

⑨看手指甲上的纵纹。

只在成人手上出现，小孩不会有。当成人手指甲上新出现纵纹时，一定要提高警惕，这说明身体气血两亏、出现了透支，是机体衰老的象征。

⑩看牙龈。

牙龈萎缩代表气血不足，只要发现牙齿的缝隙变大了，食物越来越容易塞在牙缝里，就要注意了，身体已在走下坡路，衰老正在加快。

⑪看睡眠。

成人如果像孩子一样入睡快、睡眠沉、呼吸均匀、一觉睡到自然醒，表示气血很足，而入睡困难、易惊易醒、夜尿多，呼吸深重或打呼噜的人都是气血亏。

⑫女性看例假。

例假提前是血虚为主，例假推后是气虚为主，例假时间长多是血虚，例假量少多是气虚。

⑬看运动。

运动时如果容易出现胸闷、气短、疲劳难以恢复的状况，气血就不足；相反，运动后精力充沛、浑身轻松的人则气血足。

第六章

# 通和顺是调整
# 体温的法宝

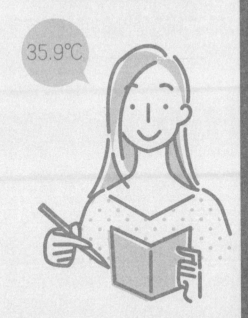

35.9℃

在平时的看病中，我总结出"堵"是影响大多数人健康的元凶。有的人觉得，瘀堵是体内的代谢产物造成的，人人都会有，时刻会产生，就算这次把瘀堵祛除了，没多久身体还是会产生瘀堵，没什么很好的解决办法，也没太大关系。殊不知，水滴石穿，聚沙成塔，再小的瘀堵，如果不引起注意，也会酿成大的悲剧。

# 第一节
## 体内的瘀堵会诱发多种病症

人体就像一个城市，经络是这个城市四通八达的道路，气血是运行在各条道路上的汽车等交通工具。如果道路出现拥堵甚至车祸，那么汽车就不能正常运行，不加治理，这条路就会成为一条"死路"。如果多个地方出现这种情况，那么整个城市的交通就可能陷入瘫痪的状态。这种情况若是发生在人体中也是一样，当血管被瘀堵，它所营养的脏器血供就下降，没有血供的脏器就不能很好地发挥作用。人体最怕瘀堵、堆积，一旦体内的"垃圾"过多，就容易诱发多种病症。

调理
实例

有一个"90后"姑娘，是我一个战友的师妹，也是个女军官，在部队当心理医生，是个很能干的姑娘。之前生了一个女儿，国家二孩政策出来后，夫妻俩想再生一个，但是一直没怀上。两个人去医院做了各种检查，都没有什么异常。她就很苦恼，身体没什么毛病，但为什么一直怀不上呢？她也跟别人打听怀孕的方法，试了各种偏方，都没有一点效果。

2020年11月她找到我，照例测了体温，36.3℃。问诊之后，我发现她有几个问题：不爱喝水，没办法把体内多余的垃圾通过新陈代谢排出来，造成身体瘀堵越来越严重；脾胃不好，我经常说，脾胃相当于汽车的油箱，油箱坏了，车子就跑不远。人也一样，脾胃坏了，吃进去的东西就没办法转化成能量，所以导致她气血都虚；平时喜欢吃冰淇淋、冬瓜、苦瓜、空心菜这些寒凉的食物；爱美，喜欢穿露脐露脚踝的衣服，导致体寒、宫寒。她是个很漂亮的姑娘，瘦瘦的，但是小肚子上的脂肪却不少，摸她的小腹，冰凉冰凉的，这是宫寒不孕的表现。女性子宫附件相关的疾病比如输卵管粘连、子宫囊肿等，许多都是宫寒造成的，而宫寒又是因为基础体温低，经脉瘀堵导致的。

还是归因于喝水太少，或许有的人说我有喝水啊，只不过喝的是茶、各种饮料。一定要明白一点，喝水不光是补充水分，还要把体内的垃圾给带出来。茶水、饮料都是饱和液，带不走体内的"垃圾"，要想避免瘀堵就要多喝开水。总结一下，所以备孕真的一点都不难，健康的女性天生就能生育，只是因为不注意生活习惯，直至宫寒及体内瘀堵了才导致不孕。

她是因为脾胃不好导致了气血双虚，所以一定要先调脾胃，脾胃调好了，把体内湿气排出来了，再进补，这个时候才能补进去。有些人去中医院看病以后，知道了自己气虚血虚，就自己随便进补，结果非但进补不了，还容易上火，这就是因为没有先破后立。打个比方，我们去看电影，前一场的人没有出来，我们能进得去吗？体内寒湿没有排出，体内发生拥堵，怎么进补得了？

脾胃调得差不多了，开始补气血。多吃一些补血补气的食物，比如阿胶、红枣、山药、核桃、黑豆、乌鸡、桂圆等。每天早上吃一个用山药、鸡蛋、葱做的山药羹，这个东西很补气，吃了一整天精力充沛。早上10点左右再泡一杯姜糖喝下去，可以化解寒凉食物或是凉性食物中的寒气。晚上吃一份用一个土鸡蛋，加15个桂圆干，加一包姜糖做的补血晚餐，不够吃还可以吃点米饭或者馒头。这样早上补气，晚上补血，气血一起补达到气血平衡的状态。针对瘀堵的问题，我给她喝柠檬姜蒜汁，帮助清理血管内多余的油脂。

除了做到上面那些，心情也很重要。平时要保持良好的心态，很多人因为一直怀不上，天天思虑太重，耗气伤神，变得更怀不上。我跟她说一定要放平心态，平时可以做一些调整呼吸的运动，或者爬爬山。心情好了，身体就好。她很认真地按照我的方案去调理，调理了两个月。我跟她说身体好得差不多了，但是这些生活习惯还是要坚持，很快就能怀上了。

## 一 瘀堵表现的症状

①冷。人的体温是由气血来输送的，气血旺盛，体温才会正常。哪个地方发冷，可能就是血管运行不畅，气血难以到达，最常见的就是四肢发凉。

②热。主要表现为身体某些地方低热、干燥，或者部分异样出汗。这是由于体内经络不通，热气不能通过正常渠道散发出去而造成的。

③疼和痛。经络或者血液循环出现问题，最典型症状就是疼痛，所谓"痛则不通、通则不疼"。不过出现疼痛在一定程度上也是"好事"，说明血液循环还没彻底堵死，身体在产生自救，在冲击"瘀堵"。而一旦堵死了，人体就感觉不到疼了，反而会更严重。

④麻和木。经络不通引起的疼痛进一步发展就是麻或木。比如盘腿坐得太久，下肢气血不通，就会疼痛，如果更严重，双腿就会麻木。肢体出现麻痹时，必须要引起重视，这是你的身体在发出警告。

⑤酸。如果机体某个部位无端发酸，或者稍微运动后也发酸，说明该部位经络血管不畅通，气血供应较慢，不能满足身体需要。例如，人在剧烈运动后，肌肉会发酸或者无力，这是因为短跑需要更多的气血供应，超过了正常机体供应的限度。

⑥肿和胀。有时身体瘀堵不通可以是有形的，这就是

肿，常由血瘀引起；有时又是无形的，这就是胀，由气滞引起，胀通常是气在身体里运行不畅时形成的"涡气"。

 ## 瘀堵是怎么产生的

我们的身体每天都在创造"垃圾"，体温高的人，新陈代谢比较快，更容易把体内的"垃圾"排出。如果基础体温低，新陈代谢慢，身体创造的"垃圾"瘀堵在体内，导致身体气滞血瘀，各种疾病也就接踵而来。

### 身体的第一种"瘀"——黏滞重浊的痰湿

一说到痰，人们可能立刻会想到咳嗽时堵嗓子眼里的那种黏黏的物质，或者是我们平时吐出的口水。

中医上把痰分为两种——"有形之痰"和"无形之痰"。"有形之痰"主要存在于肺部，即肺部和支气管分泌出来的黏液，也就是我们平常咳嗽吐出的痰涎，也称为"外痰"。

我们这里说的痰湿，实际上指的是"浊气"，也是无形之痰。它在人体各个组织、脏器、血液之内，是我们肉眼不能直接看到的。

　　浊气，顾名思义，就是体内浓浊、厚重的废气。人以五谷杂粮为食，而肚子内浊气是五谷生化所产生的，所以每个人体内都有浊气。

　　现在物质生活改善了，人们的食物种类非常丰富，都市里的白领平时摄入的食物也远超日常体能消耗所需。因此当我们的肠胃无力运化掉这么多的食物时，多余的营养被腐化酵解就会产生浊气。

　　浊气中饱含各种代谢废物，这种浊气如果不能排出体外，就会溶入血液，进入肝、肾脏，产生疾病，或者是停留在身体各处，给气血循环造成瘀堵。

　　除了食物中的浊气，我们的不良情绪也会转化为有形的浊气，比如说恐惧、悲伤、忧愁、愤怒等。中医认为浊气从根源上来讲是由情志诱发而起的，不良的情绪虽然看似无形，但最后都会变成有形的浊气来伤害你。

　　有的人喜欢生闷气，生气时不发泄出来，中医说"怒伤肝、思伤脾"，那些思虑郁闷之气停滞在脏腑之间，形成浊气，这种浊气不仅在肝里存着，还会蔓延到肠胃中、血管里，结果导致血液流动缓慢，"瘀"就形成了。

浊气在身体里就像一个大沼泽，循经之气血循环到那里，就停滞住了，结果成为了瘀血。有的人说通就是通瘀血，把瘀血祛除了就通了。实际上，瘀血祛除了，浊气不除，等于那个大沼泽还在原处没动，这批瘀血清除了，新的血液流过来，还会瘀积成新的瘀血。当气滞血瘀越来越严重，就会在体内郁结成块，进而导致这种病症。

### 身体第二种"瘀"——潮腻的湿热

"湿"我们知道肯定是指水湿，湿在中医概念中同样可以分为"内湿"和"外湿"。

外湿指空气潮湿、环境潮湿，如淋雨、居处潮湿等，外在湿气会侵犯人体而致病。内湿是指人体运化水液的系统运作失宜，对水在体内的流动失去控制以致津液停聚而形成内邪。

水是人体不可缺少的物质，我们喝的水，经过脾胃的运化，化为津液，上下循环，其精华便滋润了整个身体。

多余的水分会下输到膀胱，经过膀胱排泄出体外。如果身体瘀堵导致水上下循环的某个环节出了问题，人体内多余的水分排不出去，就会停留在身体的某处，产生湿。

所谓热，则是一种热象。它来自于夏秋季节的气候与环境，湿热之邪或是湿与热合并入侵人体，这是因为体内的湿无法祛除，日久则化而生热，因此，湿与热经常是相生相伴的。

湿热是一个什么现象呢？我们举个好理解的例子。农民们在收获的季节会把收回来的稻谷晒干，加工后就成为我们日常食用的大米。

在晒稻谷的时候，最怕的就是突然降雨。来不及收回的稻谷先是被暴晒，再被急雨打湿，这时用手往谷堆里一摸，稻谷又湿又热。这种湿热的稻谷如果不能及时再晾干，很快就会发霉或者长芽，就不能食用了。

我们体内的湿热也是这样，是威胁健康的大隐患，湿热停留在哪个部位，哪个部位就会出现相应的麻烦。长期处于湿热的人往往有患糖尿病、高血压的危险。所以说，湿热不除，身体就不会健康。

### 身体的第二种"瘀"——黯凝失氧的瘀血

在《说文》中对"瘀"字的解释是"积血也"。《急就篇》中说"瘀，积血之病也"。

中医认为"瘀"不仅单单是瘀血，在这里把瘀的范围变得更广泛，只要瘀堵在体内的物质，我们都称之为瘀。无论是湿还是湿热，瘀堵的最后结果一定是产生瘀血。

《灵枢·脉度篇》说："气之不得无行也，如水之流，如日月之行不休，故阴脉荣其脏，阳脉荣其腑，如环之无端，莫如其纪，终而复始，其流溢之气，内灌脏腑，外濡腠理。"

血液则起着滋濡脏腑组织的作用。血液循行在我们身体的脉络之中，在气的推动下，循环无端地滋润着五脏六腑、皮肉筋骨，给我们的身体提供营养。

瘀血重的人，面色晦暗，肤色黄褐。有的形体很瘦，多吃也不胖。并且消谷善饥，常感到饿，刚吃过一顿，没多久又饿了。有人还以为这是身体好消化好的表现。需注意，这与脾胃功能好没有关系。瘀血重的人还表现为容易忘事，情绪急躁或抑郁波动大，睡前易烦躁。此外皮肤容易瘙痒、腹部痞硬隐痛、大便颜色经常偏暗偏黑，也都属于瘀血的证状。我常常在中年妇女的人群中见到大量的瘀血表现：焦虑、脾气不好、抑郁、容易忘事。一种典型情况是东西收拾起来了，结果回头找的时候又想不起来，坚定说是别人拿的，与他人争执不下，自己火冒三丈……诸如此类的事，都与体内的淤血有关。

**血瘀主要会有以下表现**

①身体某个地方容易痛，尤其是夜里会加重，这是因为夜里气血运行慢，瘀血更加瘀滞，所以疼痛感加剧。

②人的记忆力会变得很差。

③人总是喉咙干，想喝水，但水到了嘴里，却不想下咽。

④面部色斑是气滞血瘀的标签。面部色斑容易出现在某些特定群体中：老年人长斑，称为老年斑。怀孕的女性容易长斑，称为妊娠斑。除此之外，本来很白净的皮肤不明原因出现了成片的褐色斑，以及眼眶发暗、口唇发紫、整个皮肤偏黯都是气滞血瘀多见的表现。

⑤我们身体的每个部位都依靠气血运送的血液提供营养、濡润，当某些细小的血管阻滞不通之后，肌肉、皮肤就会得不到来自血液的营养而出现干燥、瘙痒等。

⑥当血液瘀滞极为严重时，还会出现皮肤甲错的征

象，即皮肤就像披上盔甲一样干硬。

⑦头发易脱落。中医认为发为血之余，即头发是由血液滋养而成。头发茂密，则意味着血液充足，营养良好。头发稀疏，易于脱落，则意味着血液亏虚，营养不良。

⑧由于血液运行不畅，女性常会出现经水失调，或伴有身体疼痛、手脚冰凉、痛经、经血有块、月经后期、量少等变化。

看到这里，大家应该很明白了，基础体温低时，身体内气血运行速度慢，气血运行速度慢，新陈代谢慢，新陈代谢后的"垃圾"就容易堆积在体内。化解瘀堵最有效的办法是提高基础体温，让气血运行起来，提高身体新陈代谢，这样多余的"垃圾"与代谢产物不就不容易堆积在身体里了吗？

## 排泄能反映体内的瘀堵

有位20岁刚出头的姑娘，停经长达7个月，脸上长了很多斑。平时很容易上火，经常口腔溃疡、嘴唇也很干，有多年便秘史。一量体温，只有36.2℃，平时非常怕冷，时发胸痛、体检时查出卵巢早衰，她这种情况就是排泄不畅，身体瘀堵得厉害导致的。

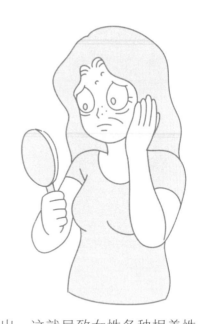

人体内瘀，就是指气、血、津液、营养物质循环输送被阻塞了。由于这种内在的阻塞，有用的物质不能及时输送到所需的脏器，浊毒不能及时排出，这就导致女性各种损美性症状的产生，如色斑、痘痘、皱纹、肥胖、衰老等。我们走在街上观察，常发现一个情况，有的人皮肤显得粗糙，脸上横肉多，同时又很多油，太阳一照都发亮，曾经这种情况在中年人中比较常见，如今青年人也开始多起来了。还有一些人大便不正常，经常便秘；也有些人，每天尿量很少，一天到晚的小便都是黄色的，甚至是浑浊，有的还带血；还有的人口臭、屁多、便臭。为什么会出现这种情况？就是身体瘀堵导致排泄不畅造成的。

尿液是人体排出的代谢废物和毒素，是一种液体，正常人每天的尿量不少于1.5升，才不至于体内有过多的"垃圾"，导致身体瘀堵，从而造成体温下降。

如果一个人一天到晚的尿都是黄色的，甚至是浑浊的，那说明身上的"垃圾"太多，或者是喝的水太少，没能把"垃圾"排出体外。

如果一个人每天的尿量不到1.5升，要么就是肾脏出问题了，要么就是水喝的太少。尿量少的人身上很容易有味道，因为他们身上的"垃圾"没有从尿液里排出去。这样长久下去是要出问题的。

所以每天都要喝够水，并观察自己尿量和颜色，尿量不足和颜色异常都会造成体温下降。

现在由于生活、工作的影响，便秘的人很多。人一旦便秘，就不能把身上没用的"垃圾"和毒素排及时出。大多数便秘的人体温都比较低。

正常人每天要有1~2次的大便。正常大便的颜色一般呈黄色，香蕉状。

要解决便秘的问题，其实不是太难。一是要多运动，二是多吃含膳食纤维的食物，三是要喝水，四是要注意补气。便秘的人大多数气虚，让自己的体温上升也是解决便秘的好方法。

医院对于疾病的检查相对是比较滞后的，只能查出已经形成的疾病，而且往往在中晚期才能确诊。从有瘀堵到演化成某种疾病是一个漫长的过程。如果能总结规律找出身体的潜在瘀堵，防患于未然，就能大大减少疾病发生的可能。

# 第二节
# 泡脚出汗解决瘀堵

出汗是解决瘀堵的好方法。出汗分为显性出汗和非显性出汗，不一定要看到汗才是出汗。老是不出汗的人身体就会瘀堵，体温也比较低。

大多数人都知道通过运动、蒸桑拿的方法出汗能起到排毒的作用。

我在这里重点给大家介绍主动出汗的一种方式：

泡脚。

俗话说得好："养树需护根，养人需护脚。"脚是人体的"第二心脏"，是我们人体重要的组成部分，脚也是我们最累的部位，所以需要我们特别的呵护。保护我们的脚要讲究科学的方法，用热水泡脚，不但可以促进脚部血液循环，降低局部肌张力，而且对消除疲劳、改善睡眠大有益处。中医认为，足部是足三阴经、足三阳经的起止点，与全身所有脏腑经络均有密切关系，用热水泡脚，可以起到调整脏腑功能、增强体质的作用。

### 泡脚的时间

泡脚最合适的时间是傍晚太阳落山时，此时人体内阳气下降，阴气上升，肾经气血最弱。选择在这个时候泡脚，足底血管会因为温水的刺激而扩张，有利于血液流动，进而加速全身血液循环，达到滋养肝肾的目的。

但"上班族"很难在这个时间泡脚，而且不同地区不同季节太阳落山的时间不一样，所以我建议泡脚时间在下午7~9点为佳。在这个时间泡脚，随着身体热量的增加，同样能促进体内血液循环。

### 如何泡脚最养生

①泡脚的水温。

一般来说，泡脚水的温度以41~43℃为宜，最好不要超过45℃。水温太低，起不到温热刺激的作用；水温太高，容易烫伤皮肤或过度刺激神经。

②泡脚的程度。

泡脚泡到额头微微出汗即可，具体时间根据每个人体质的不同而有所不同。

③泡脚的设备。

若是恒温泡脚桶，只需设定好温度；若是木桶泡脚，且没有加温设备，在泡脚前要注意多准备些热水备用，以免热水冷却。

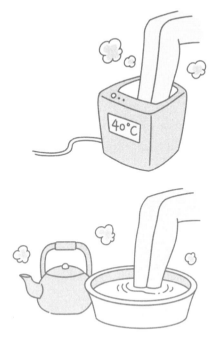

④泡脚的重要建议。

对于普通人来说，一般用温水泡脚即可。很多人却喜欢在泡脚桶里加各种各样的东西，这种行为不提倡。对于需要用艾叶煮水泡脚的患者，我建议根据不同的情况选择不同的方式，第一周连续3天、4天或5天取决于能否将体内的寒湿更好地排出体外。艾叶有"发散"的特性，若是泡太多，整个人就虚了。若是不好判断该怎么做，我建议第一周先连着泡2天艾叶水，其余时间泡清水。第二周艾叶煮水间隔泡2天（需间隔一段时间，如周二和周五），每次都泡至额头微微出汗即可。

### 泡脚的注意事项

①泡脚首先要注意时间不能太长，泡到额头微微出汗最好。

②太饿时不能泡脚，太饿泡脚会引起头晕等不适。

③饭后半小时内不宜泡脚，饭后马上泡脚会影响胃部血液的供给，长期下来会使人消化不良。

④泡脚后不能马上睡觉。趁着双脚发热的时候揉揉脚底，及时穿好袜子保暖，待全身热度缓缓降低后再入睡效果最好。

⑤12岁以下的小孩不适合经常泡脚，一周泡1~2次即可。

⑥女性朋友在经期不建议泡脚，经期过短（5天以内）和月经量过少的朋友可以泡脚。

⑦血糖高的人、有下肢静脉曲张的人，皮肤感觉灵敏度会降低，对温度的感觉不够准确，所以糖尿病足不能随便泡脚。

⑧注意防寒防风，泡脚时毛孔处于张开的状态，如果此时吹到了风，风寒很轻易就进入体内，反而易导致生病。

⑨泡脚时喝热开水有助于排毒出汗，特别是感冒时效果更佳。

⑩严重心脏病和低血压患者泡脚时，最好有人陪同，防止出现意外。

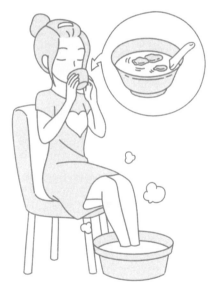

⑪泡脚结束前10分钟，喝一杯热热的老姜红糖水，这样可以更稳定地提高体温。

# 第三节
# 宣泄情绪缓解瘀堵

哭泣是一种情绪的排解，适度哭泣有利于身心健康。

适当的哭泣能够调节心情。有科学家观察到，心情极度悲伤或者痛苦的时候，人的体温会下降。这时，哭就会让人们的痛苦与悲伤得到宣泄，能让人过度压抑的心情好转起来，体温也会随之升高。

**调理实例**

一天，我的一位朋友焦急地对我说："我的孩子上中学了，学习表现一直很好。只是最近，整天闷闷不乐，也不好好念书，一说话就急。问他出了什么事，他却说没什么。我想请你帮帮忙。"我想了想，说："我找他谈吧！"不久，我就和这位年轻的朋友聊了一次。我们的谈话无拘无束，从学校到社会有什么聊什么。于是他说出了原因："最近一次全年级英语竞赛，我得了第二名，而得第一的那个同学在考场作弊。这让我很生气，于是跟老师说了这种情况，老师反倒说我嫉妒……"

　　生活中不顺心的事经常会有。如果有话不说，总感到不舒服、不愉快。然而，有时有些话不好说。比如，别人入团了、当"三好学生"了、升职加薪了，自己觉得"他们还不如我呢"。看到社会上的不正之风心里"那个劲儿"的，又不敢发牢骚。久而久之，不满、不安就会使情绪受到刺激，满满一肚子话不能说，压抑得久了总有一天会像鼓胀的气球一样"绷爆"了。

　　心情压抑太久，容易发生抑郁，表现出情绪低落、兴趣减退、快感丧失等相关的症状。患者高兴不起来、悲观、常诉说自己心情不好、哭泣、觉得活着没意思，对过去感兴趣的或者喜爱的活动不再有热衷了，对任何事情都提不起劲头，包括文体活动等。患者离群索居、不愿意见人。感受快乐的能力明显的减退、出现脑子反应慢、思考问题困难，觉得自己的学习、判断、理解能力下降，感觉自己注意力不集中，灵活性变差，这种负面的自我认识更加重了患者的负面情绪，有一种无用、无助、绝望的感觉，甚至采用过自伤、自杀的行为。对于抑郁症一经确诊，就应该进行系统、规范的抗抑郁治疗，可以取得良好的治疗效果。

所以有经验的人会劝告别人：该哭的时候就哭，该笑的时候就笑，过度的压抑，使内心的苦闷不能发泄出来就会导致疾病。建议大家有时不要为保持所谓的"尊严"、"体面"而强行束缚自己的感情。

哭泣也是一种排泄，流眼泪可以排出眼睛里和身体内的一些毒素。美国明尼苏达州的生化学家佛瑞，做过一项有趣的实验，他先让一批人自愿去看情感电影，等到他们感动得哭了，就将眼泪装进试管。然后他又让同一批人收集起来用切洋葱的方法流下的眼泪。

结果试验显示：因看电影而流的"情绪眼泪"和被洋葱刺激出的"化学眼泪"成分大不相同，"情绪眼泪"里含有儿茶酚胺，而"化学眼泪"中却没有，如果人体中含有过量的儿茶酚胺就会引发心脑血管疾病，甚至还会导致心肌梗死。

美国生物化学家费雷认为：人在悲伤时不哭是有害于人体健康的，等于是慢性自杀。他做过相关调查，发现长期不流泪的人，患病率要比流泪的人高一倍。

现代小孩得呼吸系统疾病的概率比以前大得多，这是为什么呢？我经常会说，别舍不得让孩子哭，现在的孩子真的是太娇了。如今条件好了，孩子护理得太周全，一哭全家就想办法哄好。对于儿童来说哭也是种锻炼肺气的方法，如果婴儿时期肺气得不到充分地宣发锻炼，肺气则会普遍偏弱。往后一感冒就容易把寒气闭在肺里，有痰也咳不出来。哭，不是坏事。现在玩具这么多、好吃的这么多，哄孩子非常容易，哪还有机会通过哭锻炼肺活量啊。时代在进步，有些地方却也退步了不少。

　　哭，是一种自我治疗，还是一种情感沟通方式。哭泣时更容易打开我们的心门，把所有的感情和不满都发泄出来，这也是排出身体内"浊气"的一种方法。有的人喜欢在深夜偷偷地躲在角落里默默地哭泣，有的人喜欢大声痛哭。无论是哪种方式，在需要哭泣的时候，不妨痛痛快快地哭一场。适当哭泣对身体健康是有利无害的。

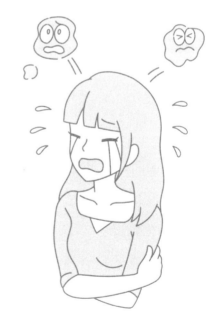

# 第七章

# 睡眠是保持体温的良药

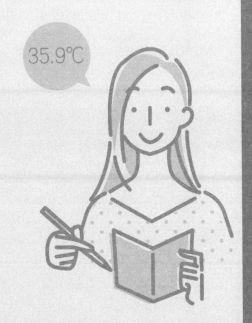

35.9℃

　　在现代社会"快节奏"的环境下，睡个好觉，已经成了很多人的"奢侈品"。日前，一项针对北京、上海、广州、深圳四地人群健康状况的调查显示，仅有13.19%的人表示自己的睡眠是"充足"的。据统计，目前我国睡眠障碍患者约有3亿人，睡眠不良者竟高达5亿人！美国国家睡眠基金会一项调查则指出，现代人的睡眠比生活在19世纪初的祖父母们要少2小时12分钟。人的一生1/3的时间是在睡眠中度过的，人只要5天不睡觉就会死亡。睡眠作为生命必需的过程，是我们机体消除疲劳、恢复体力、保护大脑、恢复精力、增强免疫力、康复机体的重要环节，好睡眠是健康不可缺少的组成部分。

# 第一节
## 睡眠充足则体温回升

调理
实例

　　张女士 34 岁，是个女强人，通过问诊我了解到，一个月前一家大型网络公司经过很多次面试，高薪聘用了她。她非常开心，一心想在新公司大展身手，好好表现下自己。刚入职整天加班，吃饭也不准点，熬夜更是家常便饭。这样过了一段时间，人莫名其妙地开始出现头晕，记忆力减退的症状。到医院去，什么检查都做了，也没有发现什么问题，就是头晕。她很担心，怕影响工作。因为那工作很需要脑力，公司竞争压力也挺大，可能一不小心就会被淘汰。她越担心就越睡不好，人的精气神也越来越差。

　　张女士这种情况很简单，是睡眠不足引起的，只要好好睡觉，自然会康复。在平时的工作中，我发现人只要一熬夜，体温就会下降。体温下降后的危害前面有详细阐述，这里不再重复。有科学家做过研究，发现充足的睡眠有助于血液中的T淋巴细胞和B淋巴细胞上升，这两种淋巴细胞是人体内免疫力的主力军。这两种淋巴细胞的上升意味着人体温度和抵抗疾病能力的提升。

人们通常认为睡眠是一种休息，其实它的好处远不止积蓄能量这么简单。良好的睡眠，可以对身体的各项机能起到修复作用，如果睡眠不规律，甚至可能让你患上100多种病。心理医学专业人士也表示，现代医学把睡眠作为一种治疗手段，从19世纪50年代开始，就有"睡眠疗法"一说。人人都知道失眠不好，但说起睡眠对于保养身体的作用，却知之甚少。

睡眠可以消除身体疲劳。在身体状态不佳时，美美地睡上一觉，体力和精力很快会得到恢复。这是因为，在睡眠期间，人体各脏器会合成一种能量物质，以供活动时用；由于体温、心率、血压下降，部分内分泌减少，使基础代谢率降低，也能使体力得以恢复。睡眠还有利于心脏健康。研究人员对居住在希腊的23681人进行调查，结果显示，一周内至少有3次30分钟午睡的人患心脏病的风险降低了37%。睡眠是最便捷、省钱的美容方式。人睡着时，皮肤血管完全开放，血液充分到达皮肤，进行自身修复和细胞更新，起到延缓皮肤衰老的作用。有句俗话说"七分调养三分治"，睡眠是这七分调养中最重要的内容了。这是因为，当机体受到感染时，会产生与睡眠有关的化合物——胞壁酸。它除了诱发睡眠外，还可增强抵抗力，促进免疫蛋白的产生，因此睡眠好的患者病情痊愈也快。举例来说，高血压患者每天要保证7~8个小时的睡眠，老年人可适当减少至6~7个小时；对心脑血管患者来说，中午小睡30~60分钟，可以减少脑出血发生的概率。

深度睡眠还是身体防御病毒、细菌感染的重要环节。熟睡时身体内免疫细胞活力加强，也就增强了抵抗病毒、细菌侵袭的能力。所以在一般感冒或因细菌感染而发热时，睡眠是一种很好的辅助治疗方法。

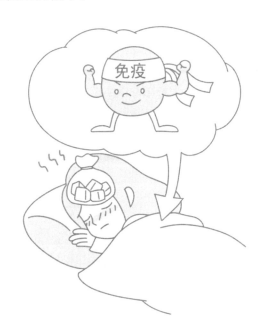

高品质的睡眠是提高体温、抵抗疾病的第一道"防线"。据德国《经济周刊》日前报道，缺乏睡眠会扰乱人体的激素分泌。若长期睡眠不足4小时，人的基础体温会下降，抵抗力也随之下降，还会加速衰老、增加体重。法国卫生经济管理研究中心的维尔日妮·戈代凯雷的一项调查表明，睡眠不足者平均每年在家休病假5.8天，而睡眠充足者仅有2.4天。可以说睡眠胜过任何保健品，再准确地说是睡眠充足，人的体温上升，抵抗力也自然而然增加了。

# 第二节
## 睡眠的合理时间

早在先秦时期，古人就已经总结出了一套"睡觉原理"。《黄帝内经·素问》可以说是古人养生的"指导性文件"，里面详细谈了睡觉的睡法和重要性。其中，《四气调神大论》指出，上床睡觉的时间不是一成不变的，要因时而动：春夏两季，应"夜卧早起"，秋季则要"早卧早起"，冬季宜"早卧晚起"。这一"睡觉原理"即使在生活节奏很快的现代，也不失参考价值。

到了秦汉时期，人们更加重视睡觉，1972年发掘的长沙马王堆汉墓曾出土了一批汉简，其中有医书《十问》，就披露了当时的人们对睡觉的认识："一夕不卧，百日不复"。意思就是说一晚没睡觉带来的损失，用100天的补养未必能弥补回来。睡眠不好，会带来许多不良后果。

古人认为，上床时间最晚不宜超过夜半的子时，即23点至次日凌晨1点。明代射笔澌《五杂俎》"事部"中即称："夜读书不可过子时。"谢笔澌认为，如果读书过子时，"盖人当是时，诸血归心，一不得睡，则血耗而生病矣"。用今天的话说，就是熬夜将严重透支健康。

过去的人日出而作，日落而息，现在的人就很难做到了。我们通常认为一个人睡足7个小时就够了。其实，不同的年龄阶段有不同的睡眠时间。我们参考下面这个表格。

| 年龄组 | 推荐（小时） | 某些人可能适合（小时） | 不推荐（小时） |
|---|---|---|---|
| 新生儿 0~3 个月 | 14~17 | 11~13、18~19 | 少于 11、多于 19 |
| 婴儿 4~11 个月 | 12~15 | 10~11、16~18 | 少于 10、多于 18 |

续表

| 年龄组 | 推荐<br>（小时） | 某些人可能适合<br>（小时） | 不推荐<br>（小时） |
|---|---|---|---|
| 幼儿<br>1~2 岁 | 11~14 | 9~10、15~16 | 少于 9、多于 16 |
| 学龄前儿童<br>3~5 岁 | 10~13 | 8~9、14 | 少于 8、多于 14 |
| 学龄前儿童<br>6~11 岁 | 9~11 | 7~8、12 | 少于 7、多于 12 |
| 青少年<br>14~17 岁 | 8~10 | 7、11 | 少于 7、多于 11 |
| 年轻成人<br>10~25 岁 | 7~9 | 6、10~11 | 少于 6、多于 11 |
| 成人<br>26~64 岁 | 7~9 | 6、10 | 少于 6、多于 10 |
| 老年人<br>≥ 65 岁 | 7~8 | 5~6、9 | 少于 5、多于 9 |

　　可供参考的睡眠的时长因人而异，有些人睡眠质量挺好的，所以睡的时间短也可以。比如有的人每天睡6个小时，第2天精神特别充沛，而且身体没有不舒服，那么6小时的睡眠时长就是没问题的。总之，能够让自己精神饱满的睡眠时间就是合适的。

## 充足的睡眠有什么作用呢

**1** 可以降低心血管疾病发生的风险。

美国马萨诸塞州的研人员发现充足的睡眠可以防止动脉粥样硬化斑块的形成，并能预防心血管疾病的发生。

**2** 可以提高人体的免疫力。

人体的免疫细胞(淋巴细胞、白细胞、B细胞等)的增殖数量和活性会因睡眠不足而大大降低，德国蒂宾根大学的研究指出睡眠提高了免疫细胞结合它们的靶标的能力。其实验证明睡觉增强了T细胞反应的效率。美国的专门机构研究发现，人如果连续3天只休息6个小时，那么其免疫力降低至原来的20%。

**3** 提高智力。

人的大脑要思维清晰、反应灵敏，必须要有充足的睡眠。加州大学旧金山分校的研究发现睡眠中大脑的电活动能增强人类的记忆力。如果长期睡眠不足，大脑得不到充分的休息，就会影响大脑的创造性思维和处理事物的能力。

**4** 促进生长和发育。

现代研究认为，青少年的生长发育除了遗传、营养、锻炼等因素外，还与生长素的分泌有密切的关系。生长素是下丘脑分泌的一种激素，它能推动骨骼、肌肉、脏器的发育。

**⑤美容。**

人的皮肤之所以柔润而有光泽，是依靠皮下组织的毛细血管来提供充足的营养。睡眠不足会引起皮肤毛细血管淤滞，循环受阻，使得皮肤的细胞得不到充足的营养，因而影响皮肤的新陈代谢，加速皮肤的老化，使皮肤颜色显得晦暗而苍白。

**睡眠不足有哪些危害**

**①可导致抑郁症。**

随着时间的推移，睡眠不足和睡眠障碍可导致抑郁症的生成。失眠与抑郁症有着必不可分的关联。加利福尼亚大学的科学家通过研究发现，失眠可能导致人体第二天的焦虑水平上升30%。据调查显示，患有失眠的人发展成为抑郁症的概率比没有失眠的人高达5倍之多。实际上，失眠往往是抑郁症的先兆之一。

失眠和抑郁症是相辅相成的。睡眠不足会加重抑郁症的状况，而抑郁症反过来又会令人更加难以入睡。

❷加速皮肤衰老。

大多数人都经历过在几个晚上不睡觉后，皮肤蜡黄，眼睛浮肿。长期睡眠不足可导致皮肤黯淡，出现皱纹，还会带来黑眼圈。当没有获得充分的睡眠时，我们的身体会释放出更多的皮质醇类的应激激素。过量的皮质醇会分解皮肤中的胶原蛋白，从而导致皮肤失去光滑而有弹性。因此，我们需要依靠深度睡眠来修复皮肤组织。

❸增加死亡风险。

英国研究人员曾经观察过1万多名英国公务员二十多年的睡眠模式，结果显示，那些睡眠从7小时减少至5小时甚至更少的人，其患有疾病致死的风险增加将近一倍。尤其要强调的是，缺乏睡眠可导致其患心血管疾病而死亡的概率增加一倍。

❹引发严重的健康问题。

睡眠障碍问题以及慢性睡眠不足可增加人体患上这些疾病的风险：心脏疾病、心脏病发作、心脏衰竭、心律不齐、高血压、中风、糖尿病。据估计，有九成失眠患者(以难入睡和易醒为特点的人群)还伴有其他健康问题。

⑤失眠加重阿尔茨海默病（老年痴呆）。

华盛顿大学圣路易斯医学院研究发现，失眠（睡眠剥夺）增加了阿尔茨海默病关键蛋白tau的水平，失眠会加快这种毒性的tau蛋白在大脑中扩散——这种扩散是大脑损伤的前兆，也是老年痴呆症产生的一个决定性步骤。

⑥导致肥胖。

睡眠不足可能会增加人的饥饿感，促使食欲增加（实际身体并不需要进食）。据相关数据显示，每天睡眠少于6小时的人，比每天睡7~9小时的人更有可能成为肥胖者。胃内的饥饿激素可刺激饥饿感和大脑中的瘦素信号，从而抑制食欲。缩短睡眠时间会减少瘦素的分泌，提升饥饿激素的水平。睡眠不足不仅会刺激食欲，它同时也刺激人体渴望高脂肪、高碳水化合物的念头。

⑦影响判断力。

缺乏睡眠会影响我们对事物的理解，由于无法准确评估和明智地采取行动，这将会影响人们对事件作出合理的判断。

⑧容易引发事故。

睡眠不足已成为现如今引发交通事故的重要因素之一。一个人在迷糊时开车的反应速度类似于酒醉驾车的反应。睡眠不足以及睡眠质量差的人群容易精神恍惚，容易发生工伤和意外。据相关数据统计，一年内有10万起机动车事故以及1500起交通伤亡是由于疲劳驾车引起的。

**睡眠过度对健康的影响**

日常生活中人们多是在关注睡眠不足或者睡眠充足的各种表现，却很少有人关注睡眠过度的危害。虽说现代人整天都是以手机为伴，经常熬夜，有人擦最贵的眼霜，熬最贵的夜，但是也有人把手机放一旁，直接倒头就睡，甚至能睡到天荒地老。但是，我要提醒大家的是，睡眠过度也会给身体带来危害。

①伤害大脑。

如果睡眠时间太长的话，大脑休息的时间过长，会导致大脑的细胞活性下降，睡眠中枢长期处于亢奋状态，而其他的神经中枢则会受到压制。神经细胞抑制的时间过长，就会影响智力，使记忆力出现明显下降。如果房间处于密闭状态，长时间睡眠时，房间内的二氧化碳含量增高，使大脑处于缺氧状态，因此会导致头昏脑涨的现象。长此以往会对大脑造成伤害，导致大脑功能衰退。

②伤害胃的消化功能。

如果睡眠时间太长，相应活动时间就会减少，那么就会对肠胃造成一定伤害。比如经过一晚上的吸收之后，胃部已经没有食物可消化，而此时胃液还在持续不断的分泌当中，因此如果不及时起床吃早餐，分泌的胃液就会伤害胃黏膜，从而对胃造成伤害。

③影响心脏功能。

人在睡眠的时候心脏也处于休息状态，这种情况下心跳、收缩力以及排血量都比清醒时有所下降。如果睡眠时间太长的话，会影响心脏的生物钟，也会影响心脏的运动规律，使得心跳节律不规则，稍微运动就可能会导致心跳过快，还容易出现心慌的症状。

④容易疲劳。

睡眠时间过长会让人越睡越想睡，反而使睡眠质量下降，长时间睡眠导致身体的新陈代谢减慢，身体肌肉组织也得不到充足氧气的提供，就很容易使人感觉到身体疲倦。

⑤导致肥胖。

长时间睡眠会减少人体活动量，这样体内多余的能量就无法得到消耗，很容易转化为脂肪堆积在人体内，因此睡眠时间太长可增加肥胖的概率。

⑥过度睡眠容易发生卒中（中风）。

同济大学在神经病学权威杂志《Neurology》发表的研究指出，睡眠时长每晚多于9小时比睡眠7至8小时的人发生卒中的风险更大；午睡时间超过90分钟也同样与卒中高度相关。

所以睡眠不是越多越好。任何事情都是物极必反，少了有损健康，多了同样会危及生命。

# 第三节
## 体温与失眠的关系

日间良好的精神状态与夜间高质量的睡眠状态是相辅相成的，而日间状态的重要影响因素之一便是身体的温度。

一天中，人体温度也在发生着周期性的改变。一般来说，体温越高，机体兴奋度越高，也就会更加"有精神"。而到了夜间，随着体温下降，加之体内松果体分泌的激素的作用，人体便会逐渐进入睡眠状态。正常情况下，一天当中最高体温和最低体温的差异，可达到1~1.5℃。明显的温度改变会带来较显著的困意。所以说，平日里体温越高，夜间体温下降后越容易接收到睡眠信息，保持合适的日夜体温差对提升睡眠质量十分有帮助。反之，体温低的人，睡眠质量也会不好。

有个女生，不管是白天还是晚上，手都冰冰的，到了冬天更严重，脚面至膝盖都是冰凉的。晚上睡眠质量差，盖再厚的被子还是觉得冷，心里很想睡，但又睡不着。她的情况主要是体温低导致新陈代谢减缓，血液回流能力弱，使得手脚，尤其是指尖、脚尖等部位的血液循环不畅、末梢神经循环不好造成的。夜里睡不好又会导致低体温，如此恶性循环。要想解决这个问题，就要提高体温，提高睡眠质量，才能有充足的睡眠。

《睡眠》杂志上发表过一项研究，8名健康的青年志愿者在每个实验前一天晚上，都经历了正常睡眠或睡眠完全不足的一夜。使用简短刺激反应任务（BSRT），每天定期测量5次警觉性或清醒程度。结果表明，睡眠不足会破坏调节体温波动的协调性。在这个实验中，所有参与者的心率在睡眠不足期间明显下降，也随之出现体温下降的趋势。另外，人体的自主神经具有一定的节律性，打破节律性会导致自主神经失衡，引发疾病，而充足且有规律的睡眠有利于调整自主神经。

所以说，体温比较高的人容易拥有好的睡眠，而好的睡眠又有助于保持较高的体温。

现代人因为大环境影响，睡眠障碍问题越来越多。主要表现在两个方面：一个是失眠，另一个是嗜睡。

根据2019年11月发布的健康大数据，"失眠"首次上榜"十大最受关注疾病"。数据显示，我国超过2亿人存在睡眠问题或睡眠障碍，其中失眠最常见。"90后"成为购买助眠类产品的主力军。与此同时，中国睡眠研究会2018年发布的报告显示，失眠重度患者超过六成为"90后"。

一般来说，年纪越大，越容易睡不好，甚至失眠。但如今，睡不好的年轻人，变得越来越多。除了失眠问题以外，嗜睡也要引起大家重视。嗜睡，就是坐着就想躺，躺着就想睡，怎么睡都睡不够。

**调理实例**

一个朋友 12 岁的女儿，聪明又活泼，今年六年级，学习成绩一直都很好。最近她女儿突然变得爱睡觉了，平时叫两声就起床，现在一直叫都不起来。整天无精打采，也没有以前活泼。她问女儿时，女儿只是说感觉很累，一直想睡觉。她以为女儿是因为要升初中了，学习压力大导致的，就安慰女儿几句，自己也没放在心上。就这样持续了一个多月，她女儿的状况不但没有改善反而变得愈加严重。这时，她才意识到问题的严重性，赶紧带她女儿去医院检查。检查结果出来后，她震惊了。她女儿得的竟然是糖尿病！

小小年纪怎么会得糖尿病呢？现在孩子的生活条件好，吃得十分营养。零食、饮料、冰淇淋等高热量食物也不断，缺少运动，再加上平时学业压力大，比较晚睡，睡眠也不足。导致身体的基础体温越来越低，造成身体气血不足，体质阴虚，疾病也就来了。

造成睡眠问题的原因是什么呢？造成失眠、嗜睡的原因有很多，但是主要还是气血和瘀堵的问题。失眠的一个主要原因是血虚，中医讲血能安神，神要靠血来濡养，血虚神无所依，自然就睡得不好。而嗜睡，大多数是因为气虚引起的。

引起睡眠失常的另一个原因就是瘀堵。寒凝血瘀，造成大脑供血不足，这就会导致大脑功能失常，造成脑神经中枢功能偏弱，也就是我们所说的神经衰弱，从而引起睡眠失常。

进一步深究经脉瘀堵的原因，睡眠和基础体温过低有很大的关系。我们都知道人体的体温会在一个范围内波动，在这个范围内，体温越高身体也越健康。这是因为人体气血得温则行，遇寒则凝。基础体温降低后，气血运行迟缓，体温更低的时候就会气滞血瘀，堵塞经脉。

所以要想让睡眠好，就要养护自己的气血，升高自己的基础体温，毕竟"寒乃百病之源"。

# 第四节
## 热养生调理睡眠的方法

前面给大家分析了睡眠失常的原因，接下来是和大家讲如何调理。

### 饮食调理

随着现代科技进步，人们的生活环境越来越四季不分，夏天有空调，冬天有暖气。人们本该在夏季通过正常流汗把整个冬季积累下来的一些湿气排出去，可是长期使用空调、冰箱等现代科技产品，许多都市人整个夏天的出汗量并不比冬天多多少，这就导致湿气无法排出。再加上不良饮食习惯，比如贪图口舌之快吃许多寒凉食物，导致身体寒上加寒。人们的体质自然而然就发生了变化。如今，绝大多数都市人的湿气都很重，去医院看中医的人里，十之七八都是身上湿气重、湿热、寒湿，这与我们的生活习惯有着莫大的关系。在逐渐适应自然的过程中，既然使用空调、冰箱，那么就要慢慢地少吃一些寒凉的东西，以达到一个新的动态平衡。

## 老姜加红糖，补养好搭档

姜糖是非常好的药食同源的食品。姜代表着身体里气血中的气，姜含有挥发油等成分，能够起到活血的作用，是推动力，它的作用是推动身体里面的血。红糖具有补血的作用，能够滋补身体，相当于气血中的血，它的作用是承载气的运行。姜与红糖熬制在一起，构成了阴阳的平衡。因此，姜糖是益气补血的良品，多喝熬制的老姜红糖百利而无一害。

过去的姜糖和现在的姜糖不一样。古代人们因为营养比较匮乏，血虚为主，所以在古方中姜糖配比是姜少糖多。现在的人要补气为主。现在的人因为生活习惯和生活环境的因素，气虚为主，所以仍旧按照古方中的比例配这个姜糖是不适合的。按照现代人的体质，要姜多糖少才更适合。

**什么时间段喝姜糖比较好？**

如果是做月子的女性，可以在早上7点左右喝；如果是比较肥胖的人，建议是早晚各喝一次，配合运动更好；如果是老人或者小朋友，可以在早上的时间喝；其他如果有对应症状，如感觉自己快感冒了、淋雨后、喉咙痛等不舒服的情况下也可以喝。

常喝老姜红糖，可以有效补充气血，使神气充足、心脑不受外邪入侵，自然能够安稳睡眠。

## 保持运动的好习惯

现在大多数人因为工作性质运动量不够，加上久坐于开空调的办公室，长期熬夜，以及进食一些过于寒凉的食物，日积月累使得寒邪入体，阳气受损，造成气血运行减慢，基础体温降低。低体温又进一步降低人体的免疫力，如此恶性循环，就容易出现感冒、发虚汗的症状。女性朋友还会受到宫寒的困扰。运动能够提升人体的基础体温，增加身体的阳气，让气血运行加快，促进身体的新陈代谢，祛除外邪，睡眠也得到足够的保障。但需要注意的是，运动也要循序渐进，不宜太剧烈，否则还会损伤气血。

运动以适当发汗，运动后自我感觉舒服为宜。坚持好的生活习惯，自然会逐步增加人体的阳气和排毒能力，从而改善睡眠质量。

### 正常方法泡脚

足部是足三阴的起点，又是足三阳经的终点，脚掌分布有60多个穴位。经常泡脚，还可以刺激脚上的穴位，促进气血运行、舒筋活络、调整脏腑、恢复阴阳平衡，从而达到提升基础体温与安神的效果。在长途行走或者剧烈活动以后泡脚，还能减少足部乳酸的堆积，防止肢体关节酸痛、麻木。最重要的是睡前泡脚，能够消除肢体的疲劳，让整个身体放松，更容易进入睡眠状态，助眠效果十分好。此外，在夏天泡脚可令暑气大消，冬天泡脚可预防和控制冻疮。

### 把喝热水当成习惯

每人每天至少喝1.5升温的白开水。因为在一定的时间内喝两杯温水后，人体内的新陈代谢就会加快，而人体内的新陈代谢每加快30%，体温就会升高约0.3℃。体温升高能活血通络，让经络不再瘀堵，不再造成脑部的血供不足，缓解神经衰落的症状，远离失眠多梦，嗜睡等症状。

### 主动调节情志

中医把精神情感活动统称情志。情志是人们对周围事物所做出的反应，属于正常的精神活动。精神上的健康与否，会影响到我们的身体健康。现代社会竞争加剧，生活节奏加快，人们心理应激反应也相对增加，很多人就会做很多消极的事，比如牢骚、抱怨等带来负面情绪。这些负面的情绪会使人心理变得压抑，生理状态下滑，免疫力下降，人也变得容易生病。比如说会导致肝气郁结，从而导致失眠。如果情绪上常有抑郁的情绪，例如心情低落或伤感，通常睡眠也不好，表现为不能熟睡、睡眠失眠短、易惊醒等。

大众对情志养生的重视程度还远远不够，因此现在心理问题变得越来越突出。如果我们能够多做积极的事，情绪上乐观开朗，身体的功能就会越来越活跃，体温也会上升。

调理
实例

　　有位女士，35岁，来找我咨询的时候说失眠，睡不着，晚上起夜要五六次，太痛苦了。我看了下她的舌头，脾胃非常不好，导致气血双虚，失眠的人主要是血虚，血不养神，晚上就睡不着。我就教她先调脾胃，戒除寒凉的食物，吃些补血补气的食物，再加上充足的睡眠和适当且有针对性的运动。这样调理了20多天，她高兴地跟我说睡眠好多了，可以一觉睡到天亮。

　　总而言之，"气""血""通"是调理睡眠的关键，也是提高体温的关键。体温是非常神奇的，它不仅能影响人体的新陈代谢，还跟免疫力、自律神经息息相关。人体温度正常值是：口腔舌下温度为36.3~37.2℃，平均约为36.8℃；直肠温度36.5~37.7℃，平均约为37.3℃；腋下温度36.0~37.0℃，平均约为36.6℃。特别是36.5℃，可以说是个分水岭，低于这个温度，身体的不适将伴随你的一生。高于这个温度，疾病会离你远远的。若想要少生病、晚生病、不生病，请把你的体温提高到36.5℃以上。